TRUDE TEIGE

DER MANN, DER NICHT VERGESSEN KONNTE

atb aufbau taschenbuch

TRUDE TEIGE, Jahrgang 1960, war Journalistin und gehört zu den erfolgreichsten Krimiautorinnen Norwegens.
Im Aufbau Taschenbuch liegen ebenfalls ihre Kriminalromane »Das Mädchen, das schwieg«, »Die Frau, die verschwand« und »Totensommer« vor.
Gabriele Haefs übersetzt aus dem Dänischen, Englischen, Norwegischen und Irischen, u. a. Werke von Jostein Gaarder und Anne Holt. Sie lebt in Hamburg.
Andreas Brunstermann übersetzt Romane und Sachbücher aus dem Norwegischen und Englischen. Er lebt in Berlin.

Obwohl die Journalistin Kajsa Coren nur noch freiberuflich tätig ist, lässt ihr ein Fall keine Ruhe: In der Nähe ihres neuen Zuhauses nahe Oslo wird auf einem alten Bauernhof ein Mann tot aufgefunden. Schon seit einigen Jahren lebte der Sohn der früheren Hofbesitzer im Ausland, doch nun scheint er sich todkrank auf dem Hof das Leben genommen zu haben. Kajsas Neugier wird geweckt, als sich ihre eigene Arbeit an einer Dokumentation mit den polizeilichen Ermittlungen kreuzt, und dann werden unerklärliche Spuren in einer Scheune des Bauernhofes gefunden – das Blut einer zweiten Person, aber keine Leiche. Was ist auf dem Hof geschehen?

TRUDE TEIGE

DER MANN, DER NICHT VERGESSEN KONNTE

KRIMINALROMAN

Aus dem Norwegischen
von Gabriele Haefs und Andreas Brunstermann

aufbau taschenbuch

Die Originalausgabe mit dem Titel
Aldri tilgi
erschien 2019 bei H. Aschehoug & Co. (W. Nygaard) AS, Oslo.
Die Übersetzung wurde von NORLA gefördert.

NORLA
NORWEGIAN LITERATURE ABROAD

MIX
Papier aus verantwortungsvollen Quellen
FSC® C083411
FSC
www.fsc.org

ISBN 978-3-7466-3744-0

Aufbau Taschenbuch ist eine Marke
der Aufbau Verlag GmbH & Co. KG

1. Auflage 2021

Originally published in Norwegian by H. Aschehoug & Co, Oslo
Umschlaggestaltung www.buerosued.de, München
unter Verwendung eines Bildes von © Kiatanan Sugsompian / Getty Images
Satz LVD GmbH, Berlin
Druck und Binden CPI books GmbH, Leck, Germany
Printed in Germany

www.aufbau-verlag.de

Freitag, 13. April 2018

Ein kühler Wind strich durch die Luft, als der Mann nach dem Riegel an der niedrigen, schiefen Tür zum Erdkeller griff. Die Angeln kreischten, dann betrat er den Keller. Die Zeit hatte stillgestanden, das sah er im Licht der Taschenlampe. Die Bänke, der Tisch, alles war so wie in seiner Erinnerung: In einer Holzkiste lagen noch immer Brettspiele und Spielkarten sowie eine Schachtel Streichhölzer und einige Kerzen. Er zündete eine an, schaltete die Taschenlampe aus und wartete.

Nach zwei Minuten glaubte er, etwas zu hören. Er starrte zur Tür hinüber. War da jemand, raschelte es im Gestrüpp?

Ein Schatten tauchte auf, grüßte, als hätten sie einander erst am Vortag getroffen.

»Du bist gekommen.«

»Natürlich«, erhielt er zur Antwort.

»Bist du bereit?«

»Unbedingt.«

»Dann bin ich froh, ich brauche dich mehr, als du dir vorstellen kannst.«

»Wieso denn?«

»Ich bin krank.«

»Was fehlt dir?«

Der andere winkte ab. »Darüber können wir immer noch reden, jetzt sind andere Dinge wichtiger. Ich habe alles geplant, und die Vorrichtung ist bereits montiert.«

»Was für eine Vorrichtung?«

»Die wir brauchen werden, um sie festzuschnallen. Komm jetzt mit zur Scheune, dann zeige ich dir alles.«

I

I

Zwei Tage früher.
Mittwoch, 11. April 2018

Der frischgebackene Justiz-, Bereitschafts- und Einwanderungsminister sprang aus dem schwarzen Auto, sobald es vor dem Parlamentsgebäude hielt. Er hatte sein Amt vor etwas mehr als einem Monat angetreten, und ihm stand nun eine Fragestunde bevor. Die Rednertribüne des Parlaments war ihm vertraut, er war nicht nervös, sondern guter Stimmung. Er war seit acht Jahren und hundertachtundsiebzig Tagen Parlamentsabgeordneter gewesen, als er beim Staatsrat vom König die Ernennungsurkunde erhielt, und nun betrat er das Parlament als einer der dienstjüngsten Minister des Landes.

Weil seine Vorgängerin seiner Meinung nach zu wenig Feingefühl und Verständnis für Rhetorik an den Tag gelegt hatte, hatte die Ministerpräsidentin im Kabinett Veränderungen vornehmen müssen. Eine hatte darin bestanden, die Rechtsliberalen zum Verzicht auf das Justizministerium zu zwingen. Die Ministerpräsidentin wollte mehr Kontrolle, vor allem über den Bereich der Einwanderung, und deshalb sollte dieser spezielle Posten an jemanden aus ihrer eigenen Partei gehen, dem sie Vertrauen entgegenbrachte. Das Wichtigste war nun, das Verhältnis zwischen Regierung und Opposition zu reparieren, nach den Vorwürfen, die die ehemalige Justizministerin dem politischen Gegner gemacht hatte, wie, dass der Vorsitzende der Sozialdemokratischen Partei die Rechte von Terroristen höher bewerte als die nationale Sicherheit. Sie hatte sogar behauptet, der Vorsitzende der Sozialdemokraten wolle die

Meinungsfreiheit knebeln, während sie sich als tapfere Barrikadenkämpferin für grundlegende demokratische Werte darstellte. Und dann hatte sie eine Aussage folgen lassen, die sie auf ein höheres Niveau heben sollte als andere Politikerinnen und Politiker: »Ich werde niemals eine Politikerin wie alle anderen sein. Ich werde ich selbst sein.« Roar Brekk war es unbegreiflich, dass eine, die ganz oben angekommen war, sich so unklug verhielt und nicht begreifen konnte, dass eben die Tatsache, dass sie sie selbst war, ihr größtes Problem darstellte. Politik war Zusammenarbeit und kein Egotrip.

Jemand musste die Aufräumarbeiten übernehmen, das politische Gleichgewicht wiederherstellen – und diese Aufgabe war ihm übertragen worden.

Die Ministerpräsidentin hatte ihn bereits 2013 in die Regierung holen wollen. Und obwohl er einen Ministerposten angestrebt hatte, hatte er dankend abgelehnt und war stattdessen zum Fraktionsvorsitzenden seiner Partei aufgerückt. Das war eine wichtige Position, und dabei wurde nicht so gründlich untersucht, ob etwas an seiner Lebensführung ihn für dieses Amt ungeeignet machen könnte.

Aber diesmal hatte er sich überreden lassen, hatte angefangen, sich zu freuen und zu entspannen, hatte gespürt, dass er diesmal die richtige Entscheidung getroffen hatte. Bis am Vortag die Mitteilung auf seinem Mobiltelefon eingelaufen war. Er hatte als Minister ein neues, vom Sicherheitsdienst überprüftes Gerät erhalten, aber die Mitteilung war auf seinem privaten Handy eingetickert und kam von einer ausländischen Nummer. Als er sich bei der Auslandsauskunft erkundigt hatte, hatte er erfahren, dass die Nummer einem Mann in Australien gehörte. Er kannte niemanden in Australien, der Name sagte ihm nichts.

Die Rache ist des Gerechten. Ich kenne dein altes, düsteres Geheimnis. Gruß, der Rächer.

Er versuchte die Unruhe zu verdrängen, zog den Schlipsknoten gerade und konzentrierte sich darauf, was er auf der Rednertribüne des Parlaments sagen wollte. Die Presseloge würde voll besetzt sein, denn das hier wäre sein erster Auftritt als Minister.

Roar Brekk schloss einen Knopf an seinem dunkelblauen Sakko und grüßte die Wächter, als er die Sicherheitsschleuse passierte, dann ging er weiter durch den engen Gang mit der Kuppeldecke, bog nach rechts ab und machte sich an die fünfundvierzig Treppenstufen hoch zur Wandelhalle. Er zählte im Gehen die Stufen, das war eine seiner Macken, so, wie er auch Fenster an Hausfassaden zählte.

Brekk war sich darüber im Klaren, dass bei Ministerwechseln mehr oder weniger kluge Köpfe in allen politischen Redaktionen versuchten, den neuen Ministern Dreck am Stecken nachzuweisen. Als seine eigene Ernennung bekannt gegeben worden war, hatten die Chefredakteure die Redaktionssitzungen garantiert mit den Worten eröffnet: »Gebt mir irgendeinen Dreck im Leben von Roar Brekk!«

Sie würden aber keinen finden. Er hatte alles getan, um sich abzusichern.

Diese verdammte Mitteilung. Stammte die von ihr? War sie nach Australien gegangen? Aber telefonische Bedrohungen, nein, dazu war sie nicht fähig, das glaubte er nicht.

Die Rache ist des Gerechten. War das nicht aus der Bibel? Bei diesem Gedanken krampfte sich sein Magen zusammen. Als er den Fuß auf die letzte Stufe setzte, fiel sein Blick auf eine NRK-Journalistin, die sich aus einem der roten Ledersessel am Rand der Wandelhalle erhob und ihm zuwinkte. Er tat so, als habe er sie nicht gesehen, strich sich seine blonden Haare aus der Stirn – die waren zu lang geworden, er würde sie sich bald schneiden lassen müssen – und lief mit raschen Schritten durch den langen Korridor, vorbei am Büro der Parlamentsdirektorin, bog nach links ab, steigerte sein Tempo im zur Akersgate gelegenen Gang und rettete sich dann in den Ministersaal, wohin ihm die Presse nicht folgen durfte. Er hatte diese Leute noch nie leiden können. Sie waren Hyänen.

Auf dem langen, ovalen Besprechungstisch standen Getränke; er goss sich ein Glas Mineralwasser ein und leerte es in einem Zug, während er am Fenster stand und hinausschaute.

Zunächst hatte er Jura studiert und einige Jahre als Anwalt gearbeitet, ehe er in die Politik gegangen war. Er war zur Politik geboren, hatte alles, was dazugehörte, und Small Talk lag ihm ebenso wie politische Verhandlungen und Debatten. Dennoch hatte er 2013 das Angebot eines Ministerpostens ausgeschlagen – er hatte das Risiko nicht eingehen wollen.

Diesmal hatte die Ministerpräsidentin kein Nein akzeptiert. »Die meisten träumen von einem Anruf von mir. Gibt es etwas, das du mir nicht erzählt hast, von dem du fürchtest, dass es gegen dich verwendet werden könnte?«, hatte sie gefragt.

Er hatte gelacht. Nein, das nun wirklich nicht.

Danach hatte er mit seinem ehemaligen Kollegen und guten Freund Frank Johansen gesprochen. Er hatte die Lage geschildert und um Rat gebeten. Aussage gegen Aussage, keinerlei Beweise, hatte Frank gesagt. Das Problem war jedoch, dass jetzt, nach dieser vermaledeiten *MeToo*-Kampagne, alle den Frauen glaubten. Männer, die Beschuldigungen ausgesetzt wurden, konnten sich kaum verteidigen. In dem Augenblick, in dem die Presse davon erfuhr, war man erledigt, auch wenn man nichts verbrochen, sondern sich nur saublöd aufgeführt hatte. Es gebe zwei Alternativen, hatte Frank gemeint: keinen Posten annehmen, der dich ins Rampenlicht rückt und damit zur Zielscheibe macht, oder das Problem entfernen. Die Wahrheit ist käuflich, hatte er hinzugefügt.

Ihm hatten beide Alternativen missfallen. Es ging ihm wider die Natur, sich von solchen ehrkränkenden Anklagen freizukaufen. Sie hatte mitgemacht, hatte es gern ein bisschen grob gehabt. Was hätte er tun sollen?

Nachdem er sich die Sache überlegt hatte, war er zu dem Schluss gekommen, dass ihm die erste Alternative am meisten missfiel. Diesmal wollte er den Posten, und er war absolut nicht der Erste, den Frank von alten – und neuen – Anklagen befreit hatte.

Nein, die Mitteilung stammte garantiert nicht von ihr. Sie wusste sehr gut, dass er erbarmungslos vorgehen würde, wenn sie ihm nun den Dolch in den Rücken stieße.

Er beugte sich vor und musterte einen Mann vom Sicherheitsdienst, der vor dem Eingang auf der Straße stand und eine Zigarette rauchte. Der *MeToo*-Skandal war vielen voll ins Gesicht geknallt und hatte schwerwiegende Konsequenzen nach sich gezogen. Die politischen Parteien hatten Untersuchungen und Ermittlungen eingeleitet, hatten die bestraft, die zu weit gegangen waren. Das alles war maßlos übertrieben gewesen, so sah er das. Was hatte sich der stellvertretende Vorsitzende der Sozialdemokraten denn überhaupt zuschulden kommen lassen? Er war viele Jahre Single gewesen, wie Brekk selbst, hatte Ausschau gehalten, war vielleicht ein bisschen zudringlich geworden, aber wem war das nicht passiert? Jetzt hatte die Partei ihm alle Ehre und Macht genommen. Und die Parteiführung hatte den Frauen geglaubt, noch ehe der Mann sich dazu hatte äußern können. Was war denn mit *seiner* Rechtssicherheit?

Bei den Rechtsliberalen hatten sie die Warnzeichen völlig unterschätzt. Tatsache war seiner Meinung nach, dass die Enthüllungen hier von viel schwerer wiegender Art waren. Einer ihrer Abgeordneten hatte einer Vierzehnjährigen einen Dreier vorgeschlagen und pornografisches Material verbreitet. Es war seltsam, wie wenig Aufmerksamkeit das erregt hatte im Vergleich zu der Behauptung, der ranghohe Sozialdemokrat habe auf einer Reise nach Indien einer Frau die Zunge in den Hals gesteckt.

Die vielen Schlagzeilen hatten ihn jeden Morgen mit rasendem Puls aufwachen lassen. Genau wie dann, wenn das Display seines Telefons die Nummer des Generalsekretärs seiner Partei zeigte. Alle Welt konnte doch schließlich Behauptungen aufstellen, die enorme Folgen haben würden, egal, ob sie nun der Wahrheit entsprachen oder nicht. In seinem Kopf erschienen Journalisten als Aktivisten und nicht als objektive Vermittler von auf Tatsachen beruhender Information.

Machtkampf, dachte er. Ging es hier darum? Fing der Kampf um die Übernahme des Parteivorsitzes bereits jetzt an? Bei diesem Gedanken beruhigte er sich. Doch, das konnte eine plausible Erklärung für die Nachricht sein. Und davor hatte er keine Angst. Leere Drohungen, mehr war das nicht.

Niemand soll mir in die Quere kommen, verdammt.

Er stellte das Glas weg und verließ gerade den Ministersaal, als er hörte, dass zum Beginn der Fragestunde geläutet wurde. Verdammte SMS. Er rieb sich eilig die Schläfe, verspürte einen stechenden Schmerz, wusste jedoch nicht, ob es sich um einsetzende Kopfschmerzen handelte oder ob daran der Gedanke schuld war, den er nicht denken wollte und der sich trotzdem in sein Bewusstsein stahl. *Ich kenne dein altes, düsteres Geheimnis.*

Alt.

Das machte ihm zu schaffen.

Wie alt?

Und wer zum Teufel war der *Rächer*?

2

Ein Tag zuvor.
Donnerstag, 12. April

Er lud sich den schweren Rucksack auf und stieg langsam den Weg hoch, blieb stehen und schaute sich um, ehe er auf den schmalen Kiesweg zum Hof abbog. Die Bäume am Wegesrand standen dicht an dicht, aber durch die winterkahlen Äste und den Wildwuchs konnte er Wohnhaus und Scheune erahnen. Es war zwar schon April, aber noch immer waren die Felder fast überall vom Schnee bedeckt. Am Wegesrand hatten sich einige Leberblümchen aus der gefrorenen Erde freigekämpft und leuchteten zwischen schmutzigem Schnee und winterblassem Gras.

Früher einmal war die Scheune rot angestrichen gewesen, jetzt war sie vor Verwitterung braun geworden. Vor dem Scheunenaufgang, wo der Weg abflachte und eine Biegung machte, blieb er stehen und betrachtete das Haus. Auch hier hatte die Zeit ihr Werk getan: Hinter einem zerbrochenen Fenster im ersten Stock hing ein zerfetzter Vorhang wie ein dünner, farbloser Lappen, und vom Balkon war fast nichts mehr vorhanden. Das Haus hatte ein Schrägdach. Die Haustür vorn in der Mitte war mit Brettern zugenagelt, aber die Platte, die das Wohnzimmerfenster verdeckt hatte, war heruntergefallen, und eine Fensterscheibe war zerbrochen. Er ging weiter bis zur Küchentür, die sich zu den weiten Feldern hinter dem Haus öffnete. Sein Puls beschleunigte sich, als er die beiden Treppenstufen hochstieg und die Platte vor dem Türfenster packte. Würde er das Haus betreten können? Doch, die Platte war leicht zu entfernen. Er hob einen Stein auf und schlug das Fenster ein, tastete dahinter mit der Hand umher, drehte das Schnappschloss, zog die Tür zu sich hin, blieb dann aber stehen. Ein harscher Geruch schlug ihm entgegen, der Gestank von altem Staub, Schimmel, Katzenpisse und unbewohntem Haus. Er presste sich die Hand auf Mund und Nase, plötzlich war ihm schlecht und er fror, er blieb einen Moment stehen, dann befestigte er die Spanplatte wieder vor dem Fenster, holte tief Luft und trat über die Schwelle.

Fromme Menschen gingen zur Beichte, ließen sich die Letzte Ölung erteilen, baten, wenn ihr letztes Stündlein näher rückte, um Vergebung für alles Dumme, was sie getan oder unterlassen hatten. Er hatte keine solche religiösen Bedürfnisse. Aber in ihm war etwas herangewachsen, das Ähnlichkeit damit hatte; ein zur Besessenheit werdender Drang, sich zu rächen. Hinter ihm lag eine lange Reise, und diese Reise würde bald zu Ende sein. In all diesen Jahren hatte er nicht ein einziges Mal gedacht, dass sein Leben hier enden würde, ausgerechnet hier. Aber die Zeit heilte keine Wunden. Keine einzige. Er hatte alles versucht, um sich mit der Vergangenheit auszusöhnen: Leugnen, Verdrängen, Lügen und Flucht.

Das Einzige, was noch ausstand, war Vergeltung.

Alle Zimmer waren eiskalt. Er drückte auf den Lichtschalter im Gang, doch nichts passierte. Er blieb in der Türöffnung stehen und schaute sich im Licht des nicht bedeckten eingeschlagenen Fensters um. An den Wänden befand sich eine Tapete in einem undefinierbaren Beigeton. An einer Wand hingen Familienbilder, ein gestickter Glockenstrang aus Stramin, zwei Gemälde über einem grauen Sofa mit kleinen Lampen auf jeder

Seite. Davor stand ein großes Buffet mit Bleiglas in den Türen, daneben ein kleiner Tisch zwischen zwei dunkelroten Sesseln. Im Fach unter der Tischplatte lagen zwei alte Zeitungen. Er warf einen Blick darauf, sie stammten aus dem Jahr 2000. Vor einem Ofen stand ein Korb voller Holzscheite, als sei alles dafür vorbereitet, dass jemand hereinkam, um sich aufzuwärmen.

In der Küche lagen überall Gegenstände herum: Zeitungen, Papier, Küchengeräte, Kochtöpfe, Teller, Gläser und ein Stapel alter, ungeöffneter Konservendosen. An einigen Stellen lagen kleine Haufen aus Mäusekot. Für einen Moment musterte er eine Reitpeitsche, die neben der Küchentür an der Wand hing. Dann nahm er sie herunter, wog sie in der Hand, ehe er sie zurückhängte und anfing, seinen Rucksack auszupacken; einen Primuskocher, den er auf den Küchentisch stellte, einige Konservendosen, einen Kanister mit Mineralwasser. Er zündete den Gaskocher an, nahm einen Topf aus dem Schrank und füllte ihn mit Wasser. Während er darauf wartete, dass das Wasser kochte, fischte er eine Packung französischer Zigaretten aus seiner Jackentasche. Der kräftige Geruch füllte den Raum. Als das Wasser zu kochen begann, goss er es in eine Wärmflasche, rollte auf dem Sofa im Wohnzimmer einen Schlafsack aus und schob die Wärmflasche hin. Dann ging er zurück in die Küche und nahm eine Packung Haarfärbemittel aus dem Rucksack, las die Gebrauchsanweisung sorgfältig, mischte den Inhalt, verteilte ihn gleichmäßig in seinen Haaren, rauchte noch eine Zigarette, während er wartete. Als das Mittel lange genug eingezogen war, spülte er es mit Wasser aus dem Kanister aus seinem Schopf. Er schaute in den Spiegel, der über dem Spülbecken hing. Seine hellen Haare waren verschwunden, hatten eine dunkelblonde Färbung angenommen.

Er war müde nach der langen Reise, der Reise dieses Tages, der Reise jedes Tages. Sein ganzes Leben war von Rastlosigkeit geprägt gewesen. Jetzt verspürte er eine Ruhe, sie war langsam in ihm aufgestiegen, zusammen mit diesem Bedürfnis, die Rechnung zu begleichen.

Überall auf der Welt gab es Menschen, die gern zurückschlagen wollten, mit so viel Schmerz zurückzahlen, wie ihnen selbst zugefügt worden war. Das Leben war wie eine altmodische Waage: In beiden Schalen musste gleich viel liegen, um das Gleichgewicht zu halten. Seine Waage hing schief, aber er würde dafür sorgen, dass die Balance hergestellt würde.

Ehe er dieses Jammertal verließ, würde die Vergeltung den Druck wegnehmen, der so viele Jahre lang auf seiner Brust gelastet hatte.

Gibt es irgendwo jemanden, der an mich denkt? Vielleicht, vielleicht auch nicht. Wenn jemand ihm zu nahegekommen war, war er weitergezogen. Niemals hatte er erzählt, wohin er ging oder weshalb. Nur selten war es vorgekommen, dass er sich nach Normalität gesehnt hatte, einem etablierten Leben, nach Sesshaftigkeit, Frau, Kindern, Schwiegereltern, guten Freunden, einer dauerhaften Arbeit ...

Jetzt war es jedenfalls zu spät, um etwas an seinem Leben zu ändern.

Er wusste, wer schuld daran war, dass alles so anders geworden war, als er es sich erträumt hatte. Und jetzt würden sie büßen müssen.

Er packte eine Packung Tabletten aus und schluckte zwei mit einem Schluck Wasser hinunter. Ohne Jacke oder Mütze abzulegen, kroch er in den Schlafsack, schob sich die Wärmflasche zwischen die Beine. An der Wand gegenüber hingen ein Familienbild und zwei Porträts, Konfirmationsbilder von einem

Jungen und einem Mädchen. Alle Fotos waren verschossen, sie hatten jetzt einen grünlichen Stich. Der Junge sah schelmisch aus. Das Mädchen war hübsch, hatte eine Pagenfrisur, war blond mit hellen Augen. Ihr Gesicht war ernst, sie schaute schräg nach oben, ins Licht, das sie von der Seite her traf.

Nach zwei Stunden stand er auf. Er folgte einem Weg durch die Felder, am Waldrand entlang, vorbei an einer Gärtnerei, bis zu den Häusern auf der anderen Seite, wo er auf die Straße zum Ortskern abbog. In einem Sportgeschäft kaufte er einen Fahrradhelm, und im Baumarkt fand er eine fünf Millimeter dicke Allzweckleine aus achtsträhnigem Polyester sowie vier rostfreie Vertäuungsringe, einen Hammer und einige lange, kräftige Nägel, eine Rolle schwarzer Plastiksäcke und Klebeband. In der Bibliothek im Erdgeschoss des Kulturhauses setzte er sich weiter hinten im Raum an einen Computer. Es war kaum jemand hier, nur einige halbwüchsige Jungen saßen auf einem Sofa und redeten leise miteinander. Er ließ sich von der Frau am Informationsschalter ein Blatt Papier geben und saß lange davor, machte Notizen, dachte gründlich nach, ehe er etwas aufschrieb. Danach suchte er sich im Netz Artikel heraus, sah sich die Bilder gründlich an. Viele Jahre lang hatte er das Leben der anderen verfolgt, egal, wo in der Welt er sich aufgehalten hatte. Er beugte sich vor und studierte ein Bild des neuen Justizministers, am Tag seiner Amtseinführung mit breitem Lächeln.

Das Grinsen werde ich dir austreiben, dachte er. Du wirst der Erste sein. Und der Letzte.

Nachdem er ins Haus zurückgekehrt war, bedeckte er das zerbrochene Wohnzimmerfenster mit einem Plastiksack. Dann kochte er wieder Wasser, füllte die Wärmflasche ein weiteres Mal und legte sich in den Schlafsack.

Das Einschlafen fiel ihm schwer, die Schmerzen quälten ihn, die Pillen wirkten jeden Tag weniger. Aus der Dunkelheit traten Gesichter und Geräusche hervor. Jemand schrie im ersten Stock, und aus der Küche waren Peitschenhiebe zu hören. Eine Frau setzte sich in einen der roten Sessel, er sah sie ganz deutlich, sie weinte. Ein Mann kam herein und ging im Raum hin und her, fluchte, gestikulierte, redete laut. Ein kleiner Junge lief zu der Frau, setzte sich auf ihren Schoß, schmiegte sich an sie, und sie streichelte seine Haare.

Er füllte eine Spritze mit Flüssigkeit aus einer kleinen Ampulle und injizierte sie in eine Ader in seinem Arm. Bald kam sein Atem zur Ruhe, und langsam wurde alles ausgewischt, was gewesen war.

Er erwachte gegen zwei Uhr nachts. Eine Weile blieb er auf dem Rücken liegen und schaute hinaus in die Dunkelheit, dann fasste er einen Entschluss, nahm Taschenlampe und Einkaufstüte, ging mit entschiedenen Schritten über den Hofplatz zur Scheune und öffnete die Tür. Die Zeit war knapp, und er hatte viel zu erledigen. Viele Jahre voller Einsamkeit hatten ihn abgehärtet. Hierherzukommen war sein letztes Ziel im Leben. Erst würde er sich rächen, dann könnte der Tod kommen, wie eine endgültige Befreiung.

Er setzte den Fahrradhelm auf, legte sich hin, schob ihn ein bisschen weiter zurück, damit seine Stirn nicht bedeckt wäre. Doch, es würde funktionieren, dachte er und erhob sich, drückte den Helm auf den Boden und schlug die Nägel hindurch. Der Helm stand hochkantig da wie ein halbes Osterei. Dann zog er zwei der kleinen Eisenringe mit den Schrauben hervor, hielt einen in jeder Hand, während er sich hinlegte, bugsierte den Kopf in den Helm, streckte die Arme seitwärts und ließ die Ringe los. Er setzte sich auf und spreizte die Beine, seine Füße waren etwa einen Meter voneinander entfernt, und legte einen Ring neben jeden Knöchel. Als die Ringe am Holzboden festgeschraubt waren, holte er das Seil, schnitt vier passende Stücke ab und band sie an die Ringe. Am Ende legte er sich in Sternformation hin, mit dem Kopf im Helm befestigte er den Riemen unter dem Kinn, um sich vorzustellen, wie es wäre, hier angeschnallt zu sein. Plötzlich schien der Boden zu vibrieren, als ob jemand vorübertrampelte. Er versuchte sich aufzurichten, hatte vergessen, dass er im Helm steckte, blieb am Riemen hängen, fummelte an der Schnalle unter seinem Kinn herum, konnte sich endlich losmachen, presste sich die Hand auf die Brust, rang um Atem, während er sich aus der Scheune schleppte.

Ruhelos ging er zwischen Küche und Wohnzimmer hin und her, fühlte sich eingesperrt, hatte das Gefühl zu ersticken, die Bilder in seinem Kopf waren scheußlicher geworden, die Peitsche knallte lauter. Mit zitternden Händen füllte er eine neue Spritze. Als sich die Ruhe über ihn senkte, schrieb er eine weitere SMS. Er betrachtete sie einige Sekunden lang, dann legte er das Telefon auf den Tisch, er wollte die Nachricht erst am Morgen abschicken.

Ihm war schlecht und er fühlte sich benommen, als er sich in seinem Schlafsack zusammenkrümmte.

Heute Abend gehe ich in den Erdkeller, dachte er. Alles ist bereit.

3

Freitag, 13. April

Der Nachrichtenredakteur Svein Hauge schaute von seinem Rechner auf und sah durch das Fenster neben seiner Tür hinaus auf die Bürolandschaft. Sein Blick glitt über die Kollegen an ihren Schreibtischen und blieb bei Linda Stene haften. Sie hatte oft gefehlt. Krankgeschrieben, hatte es geheißen. Meistens ließ er die Jalousien geschlossen, nun aber hatte er sie geöffnet, um Linda durch die Zwischenräume heimlich betrachten zu können.

Sein Blick wanderte immer wieder zu ihr hinüber, während er versuchte, sich auf die E-Mail zu konzentrieren, die er gerade schrieb. Es gefiel ihm, auf ein bisschen Widerstand zu stoßen, das erregte ihn, so war das schon immer gewesen. Die Jagd wurde interessanter. Sie trainierte sicher jeden Tag. Ein bisschen zu kleine Brüste für seinen Geschmack, aber sie passten zu der schmalen Taille und den schlanken, sehnigen Oberarmen. Blonde, weiche Locken, fast keine Schminke, dieses natürliche Auftreten ließ sie jünger wirken als ihre siebenundzwanzig Jahre. Sie war nicht nur genau sein Typ, sondern hatte auch einen beeindruckenden Lebenslauf. Ihre Ausbildung in der Medienbranche hatte sie aus New York, wo sie einige Jahre mit ihrer Familie gelebt hatte, und danach hatte sie sich bei CBS hochgearbeitet, war sogar ein Jahr als Rechercheurin für Sixty Minutes tätig gewesen.

Er war wütend auf sie gewesen, als sie hinter seinem Rücken dafür gesorgt hatte, dass der beste Kommentator des Senders,

Ronald Kulø, wegen sexueller Belästigung gefeuert wurde. Der geschäftsführende Direktor hatte ihm eine Rüge erteilt, weil er sich angesichts ihrer Klagen nicht korrekt verhalten hatte, und ihn gebeten, mit ihr zu reden, ihr jegliche Stellung anzubieten, die sie sich wünschte, als Trostpflaster. Es passte ihm nicht, aber ihm war nichts anderes übrig geblieben, er hatte den reuigen Sünder gespielt, hatte um Verzeihung gebeten – für den Sender, nicht für sich selbst. Während dieses Gesprächs hatte es sich herausgestellt, dass sie gern für die Auslandsnachrichten arbeiten wollte. Das war an sich keine dumme Idee, hatte er gedacht, als sich die ganze Aufregung gelegt hatte. Eine junge, schöne und tüchtige Frau wäre ein strategisch guter Handgriff als Zuschauermagnet, aber auch, um den Kollegen einen Tritt in den Hintern zu versetzen. Die Auslandsberichterstattung war längst nicht so gut, wie er sich das wünschte. Sie verloren allzu oft im Wettbewerb mit dem NRK und TV2.

Für einen kurzen Augenblick schaute sie auf und erwiderte seinen Blick, offen, mit einem kleinen Lächeln. Flirtete sie etwa mit ihm? Er erwiderte das Lächeln rasch, tat so, als sei er in Gedanken verloren, mit Schreiben beschäftigt, er kniff die Arschbacken zusammen, spreizte die Oberschenkel und rutschte auf dem Stuhl nach vorn. Ich werde sie zu einem Star machen, dachte er. Nicht, weil er ein schlechtes Gewissen wegen seines Verhaltens ihr gegenüber hatte, sondern weil sie perfekt in das Profil passte, das er sich wünschte: schöne, junge, gut angezogene, sympathische und tüchtige Frauen. Solche, bei denen die Männer vor den Bildschirmen feuchte Träume hatten. Bald würde er mit ihr über ihre künftigen Möglichkeiten beim Sender sprechen, vielleicht bei einem Essen?

Er bückte sich und schaltete die Festplatte unter dem Tisch ein, ehe er in die Küchenecke ging und sich am Automaten einen Kaffee holte. Auf dem Rückweg ertönte das SMS-Signal seines Telefons. Die Nachricht kam von keiner Nummer, die er gespeichert hatte, sondern von einer langen, ausländischen. Er stellte die Tasse auf seinen Schreibtisch und öffnete die Mitteilung.

Niemals vergessen, niemals vergeben. Die Rache ist des Gerechten. Gruß, der Rächer.

4

Nachdem sie sich im Erdkeller getroffen hatten, gingen sie zur Scheune. Für einen Moment hatte er seine Zweifel, ob der andere mit hineinkommen würde, denn der blieb vor der Tür stehen, und sein Gesicht zeigte einen Ausdruck, der auf wachsende Übelkeit hinwies. »Das geht vorüber«, sagte er und legte dem anderen die Hand auf die Schulter. Dann führte er vor, was er vorbereitet hatte, und schilderte seine Pläne mit leiser, ruhiger Stimme.

Danach saßen sie eine Weile in der Scheune und redeten. Er habe zuerst auch nicht hineingehen wollen, erzählte er. Aber es sei nicht zu vermeiden gewesen, der erste Teil der Rache müsse innerhalb derselben vier Wände durchgeführt werden, in dem gleichen Geruch von Dreck, Benzin und altem Holz.

»Aber ich glaube …« Er legte eine Pause ein, schaute sich um, »das Seltsame ist, dass es mir gutgetan hat. Eine Art kognitiver Therapie, man sucht das auf, wovor man sich am meisten fürchtet.«

»Wo warst du überhaupt?«

»Mal hier, mal da. Ich bin gereist, habe nach einem besseren Leben gesucht. Ich hatte gehofft, ich könnte alles vergessen und anderswo ganz neu anfangen.«

»Das hast du nicht geschafft?«

»Nein. Es ist nicht möglich, zu vergessen. Oder zu vergeben.«

Der Regen trommelte auf das Dach. Zwischen ihnen wurde

es still, während sie im Durchzug von den Spalten in der morschen Scheunenwand saßen, aber es war eine gute Stille.

»Wir sollten am Montag anfangen«, sagte er und rang wie so oft keuchend um Atem. »Das schaffe ich sicher noch.«

»Was soll das denn heißen, du ›schaffst‹ das noch? Wir werden deinen Plan ausführen, dann gehen wir ins Lancelot und saufen uns die Hucke voll. Wir werden ... Bist du eigentlich in Behandlung?«, unterbrach der andere sich selbst. »Du musst doch zum Arzt, wenn du krank bist.«

Er antwortete mit einer vagen Handbewegung, dann zog er eine kleine Dose aus der Tasche, nahm eine Pille, schluckte mühsam. »Ich wollte dich um etwas bitten.«

»Was denn?«

»Hör mir zu«, sagte er ein wenig ungeduldig und massierte sich den einen Arm. »Das ist wichtig für mich: Alles hier soll unverändert bleiben.«

»Warum das denn?«

»Ich werde hier auf dem Hof sterben. Mir bleibt nicht mehr viel Zeit. Und mein Tod soll ein Mysterium sein.«

»Aber ...«

»Du darfst niemandem verraten, dass ich hier liege«, unterbrach er den anderen. »Oder zugeben, dass du weißt, wer ich bin, wenn sie mich finden.«

»Aber, danach, was passiert dann? Ich verstehe das nicht.«

»Ich werde im Haus sterben und hier bleiben, bis jemand mich entdeckt.«

»Das kann lange dauern.«

»Ja, das kann es«, stellte er trocken fest. »Aber früher oder später ... Na ja, mein Tod soll eins von *mehreren* Mysterien sein.«

»Mehreren?«

»Ja. Wenn ich gefunden worden bin, wird irgendwer das hier

finden.« Er wies auf die Vorrichtung auf dem Boden. »Das ist Mysterium Nummer zwei: Was ist hier passiert?« Er brachte ein schwaches, röchelndes Lachen hervor, wurde aber rasch wieder ernst.

»Und dann ist es wichtig, dass das hier mit mir in Verbindung gebracht wird. Denn ich werde tot sein, ich kann nicht bestraft werden. Das ist das Einzige, was gut ist am Sterben.« Er lachte wieder, diesmal kurz und schroff. »Aber du sollst leben, dir soll nichts passieren, du sollst weitermachen. Deshalb musst du dich am Montag im Hintergrund halten und das hier anziehen«, er reichte ihm eine Sturmhaube und ein Paar dünne Handschuhe, ehe er ein Blatt Papier aus der Tasche zog. »Hier steht, wie du weiter vorgehen sollst, wenn ich ... nicht mehr mitmachen kann.« Seine Stimme gewann eine bisher unbekannte Stärke, und er fügte hinzu: »Auge um Auge, Zahn um Zahn. Alles muss gerächt werden. Versprichst du mir das?«

»Ich verspreche es.«

5

Montag, 16. April

Justizminister Roar Brekk hielt sich strikt an die Geschwindigkeitsbegrenzung, als er auf der E 18 von Oslo aus nach Westen fuhr. Es war ein anstrengender und ermüdender Tag gewesen, er war von einer Besprechung zur anderen gejagt, wie bei einem Hürdenlauf. Was für ein Chaos diese verdammte Polizeireform doch geworden war! Die Opposition war auf dem Kriegspfad, die Gewerkschaft unzufrieden, und der Polizeichef gab vor, alles sei in bester Ordnung. Das Einzige, was noch fehlte, wäre eine Geschwindigkeitskontrolle. Vielleicht würden sie ihn einfach durchwinken, wenn sie sahen, wer im Auto saß? Als Justizminister verfügte er zwar nicht über Immunität, aber es wäre doch möglich, dass die Polizei bei gewissen Personen Ausnahmen machte? Normalerweise hätte eine solche Überlegung – die ein Beweis dafür war, wie weit er es im Leben gebracht hatte – ihm ein zufriedenes Lächeln entlockt. Roar Brekk fiel es leicht, unbesorgt zu wirken – das machte einen Teil seines Charmes aus, darüber war er sich im Klaren. Nun aber war seine Miene ernst, die wütende Falte zog sich wie eine tiefe Schlucht von der Nasenwurzel bis zum Haaransatz. Ab und zu presste er die Lippen zu einem dünnen Strich zusammen.

Meistens saß er auf der Rückbank seines Dienstwagens und nutzte die Zeit zum Arbeiten: um Unterlagen zu lesen oder mit Mitarbeitern zu sprechen. Wenn es sich machen ließ, fuhr er allerdings auch gerne selbst, denn er konnte dabei gut nachdenken, und in der Garage des Ministeriums hatte er seinen eigenen Wagen stehen. An diesem Tag jedoch fuhr er nicht aus Lust, sondern er musste unbedingt seinen eigenen Wagen benutzen. Zum Glück hatte er nicht den ganzen Tag Leibwächter bei sich, sondern konnte sich mit einigen kleinen Einschränkungen frei bewegen.

Als die Ausfahrt nach Asker angekündigt wurde, verließ er die Autobahn, brachte mehrere Verteilerkreise hinter sich, fuhr vorbei am Rathaus von Asker, über einen weiteren Kreisverkehr, vorbei am Kulturhaus, und bog dann auf die Straße nach Sem ab. Er zögerte unterwegs kein einziges Mal. Im Semsvei passierte er die Reihenhaussiedlung, wo er aufgewachsen war, dann bog er auf eine schmalere Straße ab und kam vorbei an einigen Einfamilienhäusern und einer Gärtnerei. Am Ende der Straße hielt er an, schaltete den Motor aus, blieb sitzen und trommelte mit den Fingern auf dem Lenkrad, während er immer wieder auf die Uhr schaute. Er war nur zwei, drei Minuten zu früh, aber als der vereinbarte Zeitpunkt um zehn Minuten überschritten war, ohne dass etwas passiert war, löste sich der Druck hinter seiner Stirn. Vielleicht war es nur ein Scherz? Doch warum ausgerechnet dieser Treffpunkt?

Er hatte sich genau überlegt, wie er sich verhalten wollte, als eine weitere Mitteilung von dieser ausländischen Nummer gekommen war. Das Normale wäre gewesen, den Sicherheitsdienst zu alarmieren, aber dieses Risiko konnte er nicht eingehen. Entscheidend war die Drohung, dass Informationen über ihn online gestellt werden würden, wenn er sich nicht einfände. Hier musste Ordnung geschaffen werden. *Altes* Geheimnis?

Er schlug mit der Hand auf das Lenkrad. »Scheiße!«

Im selben Moment wurde die Tür auf der Beifahrerseite geöffnet. Er schaute den Mann an, der einstieg. »Wer sind Sie?«, fragte er.

Der Mann sah ihn nicht an, er starrte nur vor sich durch die Windschutzscheibe.

»Was wollen Sie von mir?« Er konnte das Gesicht nicht deutlich sehen, eine Mütze war unter einer Kapuze tief in die Stirn gezogen. Es war ein dünner Mann mit einer spitzen Nase. »Ich weiß es zu schätzen, dass du gekommen bist«, sagte er. Seine Stimme war heiser. »Sei still!«, sagte er, als Brekk weitere Fragen stellen wollte. »Du brauchst dich nicht aufzuregen. Jetzt machen wir einen kleinen Spaziergang.«

»Warum zum Teufel sollte ich mitkommen?«

»Ich glaube, dir bleibt nichts anderes übrig.«

Es war irritierend – und verwirrend –, dass der Mann so ruhig war. Als ob er die Oberhand hätte. »Worum geht es hier? Ich habe keine Zeit für ...«

»Du begreifst das schon noch«, unterbrach ihn der Fremde, weiterhin mit ruhiger Stimme.

»Nein, ich begreife kein ...«

»O doch, das tust du bestimmt.« Zum ersten Mal wandte sich der Mann ihm zu.

Brekk zuckte zusammen. Der Blick des Mannes war ganz anders als die schwache Stimme, seine Augen glühten vor Hass. Brekk wandte sich erschrocken ab.

»Du erkennst mich also nicht?«, fragte der Mann.

»Nein«, sagte Brekk.

Der Mann zeigte durch die Windschutzscheibe. »Was glaubst du wohl, warum wir hier sind? Da, wo du aufgewachsen bist?«

»Geht es Ihnen um Geld?«

»Nein. Wir werden Ordnung schaffen. Du musst hören, was

ich zu sagen habe. Für mich ist es wichtig, dass du mir zuhörst.«

»Mehr wollen Sie nicht? Und warum sollte ich Interesse daran haben, mit einem Fremden zu reden?«

»Einem Fremden? Aber vielleicht ist es kein Wunder, dass du das glaubst. Die Jahre sind vergangen, und ich habe mich mehr verändert als du.«

»Wer sind Sie?«

Der Mann gab keine Antwort. »Komm«, sagte er stattdessen und öffnete die Tür. Draußen blieb er stehen und sah Brekk an.

»Nein«, sagte er. »Wir können im Auto reden.«

»Komm«, wiederholte der Mann.

Der Mann sah schwach aus. Brekk selbst war hervorragend in Form, durchtrainiert, fuhr mehrmals pro Woche mit dem Rad. Die Gedanken, die Erwägungen jagten ihm durch den Kopf. Wer ist dieser Mann? Was weiß er?

»Was willst du, womit drohst du mir?«, fragte er mit harter Stimme und rührte sich nicht.

Der Mann gab noch immer keine Antwort. Er hob die Hand, gab ein Zeichen, und in der nächsten Sekunde wurde die Tür auf Brekks Seite geöffnet, jemand packte ihn, zerrte ihn aus dem Auto, schleuderte ihn zu Boden. Alles passierte so schnell, er wurde nach unten gedrückt, spürte, wie sich Knie in seinen Rücken pressten und seine Arme nach hinten und nach oben gebogen wurden. Er sah für einen Moment eine Sturmhaube, sein Puls hämmerte gegen sein Trommelfell.

»Kommst du jetzt?«, fragte der Mann, der im Auto gesessen hatte, noch immer ruhig.

Brekk keuchte so heftig, dass er keine Antwort herausbrachte. Und ebenso schnell und brutal, wie er aus dem Auto gerissen worden war, wurde er jetzt auf die Beine gezerrt. Der Mensch hinter ihm versetzte ihm einen so heftigen Stoß in den Rücken, dass er vornüberkippte. Dann wurde er hochgehievt und spürte, wie ihm heißes Blut in den Mund lief. Und nun setzte er sich in Bewegung.

6

Langsam kam der norwegische Justizminister zu sich, er blinzelte im grellen Licht, wollte schützend die Hand über die Augen halten, aber sein Arm ließ sich nicht bewegen. Beide Arme lagen in einer seltsamen Haltung, nach den Seiten ausgestreckt. Er bewegte die Beine, aber nichts passierte. Sie waren gespreizt, das merkte er jetzt, die Füße lagen ein Stück auseinander. In diesem Moment begriff er, dass er am Boden festgebunden war, sein Kopf steckte in einem Behälter, er hatte einen Riemen um den Hals, und etwas Schweres presste sich ihm auf Bauch und Brust. Er versuchte zu schreien, aber etwas war in seinem Mund, nein, *vor* seinem Mund. Er atmete ruckhaft durch die Nase, fing an zu hyperventilieren, bekam nicht genug Luft.

»Ruhig atmen«, sagte eine Männerstimme.

Aus zusammengekniffenen Augen sah er eine undeutliche Gestalt, die von einem grellen Licht dahinter angeleuchtet wurde.

»Spar deine Kräfte.« Das Gesicht kam näher, er erkannte eine Hand. »Das hier wird nicht lange dauern«, sagte der Mann mit der Stimme eines Arztes, der einen Patienten beruhigen will.

Eine Hand packte ihn am Kinn. Panik erfasste ihn, als er ein kleines Messer sah, und gleich darauf wurde die Haut auf seiner Stirn zerschnitten. Er kniff die Augen zusammen. Brust und Bauch wurden nach unten gepresst, der Mann saß jetzt rittlings auf ihm. Brekk versuchte, den Kopf zur Seite zu drehen, schaffte es einige wenige Zentimeter weit, aber der Rest seines Körpers war wie in einen Schraubstock eingesperrt. Was wurde da in seine Stirn geschnitten? Atmen, atmen ...

»Es ist viel Zeit vergangen, du hast wohl gedacht, du wärst ungeschoren davongekommen«, sagte der Mann.

Sollte sein Leben hier enden, gefesselt, gekreuzigt, zu Tode gefoltert? Brekk traten Tränen in die Augen.

»Ich kann das Klebeband wegnehmen, wenn du dich ruhig verhältst«, sagte der Mann jetzt.

Seine Stimme klang seltsam monoton.

Er versuchte zu nicken, aber es wurde nur eine fast unmerkliche Kinnbewegung.

Das Klebeband wurde weggerissen, er atmete schwer mit weit offenem Mund. Der Mann richtete sich auf, ein langer, schmaler Schatten ragte über Brekk auf. Der Raum kam ihm groß vor, es gab keine andere Lichtquelle als eine kräftige Taschenlampe. Nun wusste er, wo er war. Er rang um Atem. Sie waren über die Felder gegangen. Er war durch das Scheunentor gestoßen worden, dann war es schwarz geworden, mehr wusste er nicht. Doch, ja, ein weiterer Arm hatte ihn gepackt, hatte etwas auf sein Gesicht gedrückt. War diese andere Person auch hier? Er lag ganz still und horchte, schloss für zwei Sekunden den Mund, nahm eine Bewegung wahr, einen Hauch in der Dunkelheit. Jemand hielt die Taschenlampe.

Der Mann beschrieb mit der Hand einen Bogen.

»Hier ist es passiert.«

Keine Reaktion.

»Nicht wahr?«, fragte der Mann drängend.

»Ja«, sagte Brekk fast unhörbar.

»Ich kann dich nicht hören?«

»Ja«, sagte er deutlich. »Was ... was hast du vor? Es spielt ...«

»Keine Rolle mehr? Für wen? Für dich?« Der Mann lachte ein heiseres, irritiertes Lachen. »O doch, das tut es.«

»Wie ... wieso denn?«

»Ich werde das Gleichgewicht wiederherstellen. Wer anderen Schmerz zufügt, wird selbst Schmerz erfahren.«

»Aber das war doch nur jugendlicher Unfug.«

Wieder glaubte er, hinter sich eine schwache Bewegung wahrzunehmen.

»›Jugendlicher Unfug‹?« Der Mann starrte ihn an. »›Jugendlicher Unfug‹?«, wiederholte er ein wenig lauter. »So nennt der Justizminister das also? Justiz, weißt du, was das bedeutet? Gerechtigkeit. Du bist Gerechtigkeitsminister, und das ist ja wohl der Gipfel des Ungerechten.«

Er nahm wieder das Atmen hinter der Taschenlampe wahr, jetzt eher als lautloses Lachen. »Du wirst bereuen, dass du diese Stellung angetreten hast. *Du* kannst nicht der oberste Hüter von Gesetz und Ordnung in diesem Land sein. Nicht du, in dem so viel Böses steckt.«

Brekk starrte das Gesicht aus zusammengekniffenen Augen an, sah nur die Umrisse von Kopf und Schultern. Sein Mund wurde wieder zugeklebt. »Jetzt bist du an der Reihe«, sagte der Mann über seine Schulter und richtete sich auf, übernahm die Taschenlampe. Ein weiterer Schatten trat vor. Der andere Mann mit der Sturmhaube. Er sagte nichts, bückte sich nur, öffnete Brekks Gürtel, zog dessen Hose und Boxershorts nach unten. Dann richtete er sich auf, nahm etwas aus einer Tasche: eine Packung Zigaretten. Er steckte sich eine an, genehmigte sich einen tiefen Zug und atmete den Rauch langsam aus, ehe er sich auf die Knie sinken ließ.

Brekks bitterer Schweißgeruch mischte sich mit dem Gestank vom Dreck vergangener Zeiten und dem von altem, morschem Holz. Alles, was er so tief in seine Erinnerung zurückgedrängt hatte, dass es schon fast nicht mehr existiert hatte, holte ihn durch die Gerüche in diesem Raum ein, während sich die glühende Zigarettenspitze seinem Schwanz näherte. Die Welt explodierte vor Schmerz, als die Spitze gegen seine Vorhaut gedrückt wurde und ein neuer Geruch die anderen überlagerte: der Geruch nach verbrannter Haut.

7

Er füllte eine Spritze mit Morphin und hielt sie ins Licht, um besser sehen zu können – aber auch, damit Brekk es sah. Dessen Augen waren aufgerissen, und als er ihn am Arm packte, fing Brekk an zu winseln wie ein Hund. Er band ihm ein Stück Seil um den Oberarm, ließ sich Zeit bei der Suche nach einer passenden Ader, strich fast liebevoll mit dem Finger über die Haut, ehe er die Spritze hineinstach und sie langsam leerte, er sah Brekks Panik und Todesangst wie ein Spiegelbild seiner eigenen Gefühle damals, vor langer Zeit.

Er hatte sich lange nicht mehr so stark gefühlt wie an diesem Abend, aber unmittelbar nachdem die Spritze in Brekks Ader entleert war, waren seine Kräfte verschwunden und er wusste, dass sie diesmal nicht zurückkehren würden. »Ich muss zurück ins Haus«, sagte er. »Sofort.«

Starke Hände hoben ihn hoch und halfen ihm zur Küchentür. »Du kannst nicht reinkommen«, sagte er. »Da drinnen darf es von niemandem außer mir Spuren geben.«

»Hast du Brekk eine Überdosis verpasst?«

»Nein.«

»Was? Der soll leben?«

»Das war nur der Anfang. Wie es weitergeht, steht auf dem Zettel, den ich dir gegeben habe.«

»Aber ...«

»Kein Aber, ich habe alles geplant. Und hier ...« Er reichte dem anderen sein Telefon und versuchte erfolglos, ironisch zu lächeln. »Da, wo ich hingehe, brauche ich das nicht.«

Er wischte alle Fragen und Einwände beiseite.

»Ich bin müde, ich muss schlafen«, sagte er und ging ins Haus.

Er hasste Abschiede.

Im Wohnzimmer konnte er sich mit letzter Kraft zum Sofa schleppen, ehe er zusammenbrach und auf die Knie sackte. Die Schmerzen waren unerträglich. Mehrere Minuten lag er dort, wimmerte bei jedem Atemzug, dann konnte er sich mit großer Anstrengung auf das Sofa ziehen.

Am frühen Morgen hörte er draußen ein Geräusch und erhob sich, stolperte mühsam durch das Zimmer, ließ sich in einen Sessel fallen und riss einen Spalt in die Plastikfolie, die das Fenster bedeckte. Roar Brekk humpelte in der Morgendämmerung mit winzigen Schritten über den Hofplatz, während er sich den Schritt hielt, und verschwand dann in der Richtung, aus der sie am Vorabend gekommen waren.

Wie es Brekk jetzt wohl zumute ist, fragte er sich. Ist er erleichtert, weil er noch lebt?

Wenn der wüsste, was ihm bevorstand. Sie waren noch längst nicht fertig miteinander.

Er hatte schon vor langer Zeit beschlossen, die Kontrolle über seinen eigenen Tod zu behalten. Er musste sich eine ganze Weile abmühen, um die Spritze mit Morphin zu füllen. Seine Hände zitterten, sein Körper war von kaltem Schweiß überzogen, und er musste sich immer wieder über die Augen wischen. Das Einzige, was er sich gewünscht hatte, bevor alles zu Ende war, war Gerechtigkeit. Aber so lange würde er nicht mehr durchhalten. Er ließ seinen Tränen freien Lauf und verfluchte den Krebs, aber als er die Wirkung des Morphins spürte, senkte sich endlich Ruhe über ihn, eine Ruhe, nach der er sich sein Leben lang gesehnt hatte. Er kroch langsam in den Schlafsack und zog den Reißverschluss hoch, bis nur noch ein kleines Stück seines Gesichts zu sehen war.

Die Geräusche im Haus verschwanden, es war niemand mehr da, niemand schlug, niemand fluchte, niemand weinte.

Nur Stille.

8

Dienstag, 17. April

Der Ernst der Lage wurde dadurch betont, dass die gesamte politische Führung schon wartete, als Oberkommissar Karsten Kjølås und sein Kollege, Hauptkommissar Even Runde, an diesem Morgen um kurz vor halb neun im Justizministerium eintrafen. Sie begrüßten die Staatssekretäre und den Pressesprecher.

Staatssekretär Simen Fredriksen ergriff als Erster das Wort. Seine Stimme war eine Spur zu laut, sogar für einen wie ihn, der immer so redete, als ob er glaubte, ein wenig übertreiben zu müssen, um das Wort behalten zu dürfen, dachte Karsten. In der vergangenen Legislaturperiode war er ein profilierter Gesundheitsexperte bei den Konservativen gewesen, aber bei den Wahlen hatte er den Wiedereinzug ins Parlament nicht geschafft. Schlussendlich war er von seiner Partei mit dem Posten eines Staatssekretärs im Justizministerium belohnt worden.

»Also, was macht ihr?«, fragte Fredriksen und beugte sich vor, während er zugleich ungeduldig mit der Hand herumgestikulierte.

Karsten ging der Mann auf die Nerven, er ließ sich jedoch nichts anmerken. »Wir warten auf Informationen über die Aktivitäten auf dem Telefon des Ministers und dessen Position. Und inzwischen haben wir einige Fragen«, sagte er ruhig.

»Aber wir haben dem PST alle Informationen zukommen lassen, die wir haben«, erwiderte der Staatssekretär und wiederholte die Handbewegung, als wäre die in eine Dauerschleife geraten.

»Trotzdem«, sagte Karsten nur.

Der Staatssekretär ließ sich zurücksinken, Even Runde zog einen Notizblock hervor und fragte: »Der letzte Kontakt zum Justizminister war gestern Abend?«

»Ja«, antwortete Fredriksen und nickte einem der anderen Männer zu. Dieser beugte sich ein wenig vor, wie um sich von der Reihe der Anzugträger auf der anderen Seite des Tisches abzuheben. »Brekk hat sein Büro gegen neunzehn Uhr verlassen und ist dann mit seinem eigenen Wagen losgefahren, wie er das ab und zu macht.«

»Hat er keine Leibwächter?«

»Nein, nur wenn er in der Stadt oder in großen Menschenmengen unterwegs ist. Nicht auf dem Arbeitsweg oder zu Hause. Es besteht kein Anlass, aus dem das notwendig wäre.«

»Okay.«

»Ich habe ihm um 19.15 eine SMS geschickt, es ging darum, ob er heute früh beim NRK einen Beitrag über die neueste Polizeireform kommentieren könnte. Er hat seine Teilnahme zugesagt, aber dann rief mich heute um halb sieben sein Fahrer an. Der Minister war nicht aufgetaucht, als der Fahrer ihn zu Hause abholen wollte, und er meldete sich auch nicht am Telefon. Der Mann hat natürlich an der Tür geklingelt, aber da gab es keine Anzeichen von ... äh ... Leben.« Für einen Moment schien ihm seine Ausdrucksweise peinlich zu sein.

»Ich musste losstürzen und ihn beim NRK vertreten«, warf Fredriksen dazwischen.

»Wie Sie sicher bereits wissen«, sagte Karsten, »haben wir eine Streife zu ihm nach Hause geschickt, aber da war er nicht. Sein Auto war auch nicht vor Ort.«

»Er wohnt allein?«, fragte Even.

»Ja, er ist nicht verheiratet, keine Kinder.«

»Beziehung?«

»Nicht, dass wir wüssten. Sie müssen verstehen, dass das hier ein ungewöhnliches Verhalten ist. Minister sind immer erreichbar, halten immer ihre Verabredungen ein. Und für Roar Brekk ist es ein noch viel ungewöhnlicheres Verhalten. Er ist überaus pflichtbewusst. Ihm muss etwas passiert sein.«

»Was hat er gestern für einen Eindruck gemacht?«, fragte Even Runde.

»Er war wie immer, voller Tatkraft und Energie.«

In diesem Moment klingelte Fredriksens Telefon. Er musterte das Display mit überraschter Miene und sagte: »Das ist Brekk«, dann hob er das Gerät ans Ohr.

9

Karsten Kjølås und Even Runde hielten vor der Garage eines gepflasterten Platzes am Ende einer auf beiden Seiten von Villen gesäumten Sackgasse in Jar bei Bærum. Sie stiegen aus, bogen um die Ecke und gingen weiter an der Wand des weißen Hauses mit dem Walmdach entlang, vorbei an einer Thujahecke, und eine Treppe mit schmiedeeisernem Geländer hoch.

Roar Brekk öffnete schon nach zwei Sekunden, als ob er hinter der Tür gewartet hätte. Er trug eine weite, schwarze Trainingshose und ein weißes T-Shirt, außerdem hatte er einen Verband um die Stirn. Sie wurden in eine moderne Küche geführt. Brekk lehnte sich mit dem Rücken an die Anrichte und bot den Polizisten keinen Stuhl an.

»Das ist ein bisschen peinlich«, sagte er und trank einen Schluck aus einem Glas Wasser.

Karsten registrierte, dass Brekks Stimme schwach wirkte. Nuschelte er nicht auch ein wenig? »Wir wollten uns nur davon überzeugen, dass alles in Ordnung ist«, sagte er. »Was ist passiert?«

Brekk wies auf den Verband: »Ich bin mit dem Fahrrad gestürzt und habe mir eine Wunde auf der Stirn und eine Gehirnerschütterung zugezogen.« Er machte eine verlegene Handbewegung. »Ich war nicht ganz bei mir, das verstehen Sie sicher.«

Er griff sich an den Kopf und verzog schmerzverzerrt das Gesicht. »Es tut mir leid, ich komme mir vor, als ob ich eine Woche lang gezecht hätte.« Dann deutete er ein Lächeln an und fügte hinzu: »Ohne das getan zu haben.«

»Wo genau ist das passiert?«, fragte Karsten und registrierte, dass Even im Wohnzimmer verschwand und dann einem langen Gang mit Türen auf beiden Seiten folgte.

»Gleich hier unten am Hang.«

»Mussten Sie ins Krankenhaus?«

»Was macht er denn da?«, fragte Brekk und hielt Ausschau nach Even.

»Seine Arbeit.«

»Meinen Sie, hier könnte jemand sein? Das ist nicht der Fall.«

»Also – waren Sie im Krankenhaus?«

»Nein, ich habe mich nach Hause geschleppt und bin von hier aus mit einem Taxi zu einem befreundeten Arzt gefahren. Der hat mich zusammengeflickt.« Er zeigte auf seine Stirn, dann wies er mit gebieterischer Geste zur Tür. »Es ist also alles in bester Ordnung«, sagte er und musste unvermittelt einen Schritt zur Seite treten, um nicht das Gleichgewicht zu verlieren. »Ich habe schmerzstillende Mittel bekommen.«

»Sie hätten um halb acht beim NRK sein müssen, und wegen des Verkehrs um diese Zeit sollten Sie um halb sieben abgeholt werden. Sie müssen also sehr früh wach gewesen sein. Sind Sie häufiger nachts mit dem Fahrrad unterwegs?«, fragte Karsten.

»Ich fahre mehrmals pro Woche, ehe ich zur Arbeit gehe. Heute bin ich früh aufgewacht und wollte nur eine kleine Runde drehen.« Er ging zur Tür. »Ich hätte natürlich den NRK und meine Mitarbeiter informieren müssen, aber nach dem Sturz war ich total benommen. Na, jetzt ist ja alles in Ordnung, wenn nur diese Gehirnerschütterung bald vorüber ist. Es tut mir leid, dass Sie sich grundlos herbemüht haben, aber danke dafür, dass Sie so gründliche Arbeit leisten. Das ist überaus beruhigend.« Er reichte ihnen die Hand und öffnete die Haustür.

Als Karsten auf die E 18 abbog, sagte Even: »Da stimmt etwas nicht.«

»Ja, er wirkte ganz zugedröhnt«, meinte Karsten. »Große Pupillen, beim Gehen hat er die Füße hinter sich hergeschleift ...«

»Es ist seltsam, dass ein Minister selbst bei einer Gehirnerschütterung nicht daran denkt, seine Mitarbeiter zu informieren. Er hätte auch den Arzt darum bitten können, wenn er sich nicht wohl genug fühlte. Und diese flapsige Weise, in der er den Unfall beschrieben hat, ich weiß nicht ...«

»Sehe ich ganz genau so«, sagte Karsten. »Und es ist seltsam, dass er keine Schrammen an den Armen hatte, nur ein bisschen an der Nase und diese große Wunde auf der Stirn. Wenn man mit dem Rad stürzt, rechnet man doch mit Schürfwunden und Blutergüssen an vielen Stellen. Aber was hier vorgefallen ist, ist nicht mehr unsere Sache.«

II

10

Mittwoch, 9. Mai

Kajsa Coren schlich sich aus dem Bett, um Karsten nicht zu wecken. Ihr Lebensgefährte war erst nach Hause gekommen, als sie schon schlief. Sie schaute aus dem Fenster und stellte fest, dass es wohl wieder ein sonniger Maitag werden würde. Dann schlüpfte sie in ihren Bademantel, ging ins Badezimmer, blieb vor dem Spiegel stehen und fuhr sich mit den Fingern durch den kurzen Schopf. Sie hatte bei der Chemotherapie alle Haare verloren, aber nun waren sie nachgewachsen. Diese kurze Frisur gefiel ihr, vielleicht sollte sie sie beibehalten. Sie öffnete den Schrank, nahm ihr Parfüm heraus und setzte sich einen Spritzer hinter jedes Ohr.

Es war fast zwei Jahre her, dass bei ihr Brustkrebs diagnostiziert worden war, und sie hatte Operation, Chemotherapie und Bestrahlungen über sich ergehen lassen müssen. Nun war sie krebsfrei – und entkräftet. Die Erschöpfung war ein unerwartetes und ungewohntes Gefühl. Sie war immer ein Energiebündel gewesen, aber nun hatte sie manchmal das Gefühl, einen Berg besteigen zu müssen, wenn sie einfach nur Frühstück machte und dafür sorgte, dass Thea ihr Sportzeug einpackte und Jonas sich anzog. An vielen Tagen schämte sie sich, weil sie so vieles nicht schaffte, aufschob und achtlos vorübergleiten ließ.

Sie ging in die Küche, schaltete die Kaffeemaschine ein und vertiefte sich beim Warten in den Anblick der Spülmaschine. Sie müsste die ausräumen, im Schrank stand kein sauberes

Glas mehr. Nein, das musste warten, bis alle aus dem Haus wären und sie sich ausgeruht hatte. Die Erschöpfung war nicht nur körperlich, sie ging einher mit dem Gefühl, dass nichts wichtig war. Sie hatte keine Lust zu arbeiten, aufzuräumen, zu kochen, zu trainieren, Mutter zu sein, keine Lust auf Sex. Das Einzige, was sie wollte, war, ganz still zu liegen und nichts zu tun.

Nun hörte sie, dass Karsten ins Badezimmer ging. Sie hatte ihn schlafen lassen wollen, war nun aber erleichtert darüber, dass er auch aufstand. Alles war einfacher an den Morgen, an denen er im Haus war. Nach einer Weile kam er mit Jonas auf dem Arm durch die Tür. »Warst du spät dran gestern?«, fragte sie. Jonas zappelte, wollte herunter. »Mama«, sagte er mit schlaftrunkenem Lächeln und kletterte auf ihren Schoß.

»Ich bin gegen eins gekommen«, antwortete Karsten, trat dicht an sie heran und umarmte sie. »Wie fühlst du dich heute?«

»Gut.«

Er musterte sie forschend.

»Es geht schon.« Sie rang sich ein Lächeln ab, stand auf und setzte Jonas auf einen Stuhl.

»Ich mache das Frühstück«, sagte er und fing an, Milch und Aufschnitt aus dem Kühlschrank zu nehmen. »Du kannst dich ruhig wieder hinlegen. Ich habe heute genug Zeit und kann Thea und Anders auf den Weg zur Schule bringen. Jonas nehme ich dann mit zum Kindergarten, wenn ich zur Arbeit fahre.«

In diesem Moment tauchten die beiden älteren Kinder aus Kajsas früherer Beziehung in der Tür auf.

»Habt ihr gut geschlafen?«, fragte Kajsa.

Beide grunzten als Antwort und setzten sich an den Tisch.

»Wo ist meine neue Jeans?«, fragte Anders.

»Auf dem Tisch in der Waschküche«, sagte Kajsa. Sie schaute zu Thea hinüber, die in ihrem Müsli herumstocherte. »Und, Thea, hast du heute etwas Besonderes vor?«

»Nein.«

Karsten und Kajsa wechselten einen Blick. Im vergangenen Jahr hatte Thea sich verändert. Das überschäumende, kontaktfreudige Mädchen, das sie kannten, war verschwunden. Kajsa und Karsten sowie auch Theas Vater hatten versucht, mit ihr zu reden, aber sie wollte nicht sagen, was sie quälte.

»Hast du etwas gegessen, Kajsa?«, fragte Karsten.

»Ich hab keinen Appetit, noch nicht.«

»Du musst essen. Denk daran, der Arzt hat gesagt, dass du …«

»Ich mach mir was, wenn ihr weg seid«, unterbrach sie ihn.

»Versprichst du das?«

Kajsa nickte.

Als alle aus dem Haus waren, legte Kajsa sich aufs Sofa.

Was war mit Thea los? Sie brachte keine Freundinnen mit nach Hause, beteiligte sich nie an irgendwelchen Freizeitaktivitäten, und die meiste Zeit nach der Schule verbrachte sie in ihrem Zimmer. Sie wirkte traurig und resigniert. Vielleicht war alles zu viel für sie gewesen? Die Scheidung ihrer Eltern, eine schwer kranke Mutter, die vielen Umzüge …

Thea war ganz anders gewesen, als sie zwei Jahre lang in Sunnmøre gewohnt und das von Kajsa geerbte Haus renoviert hatten. Als sie zurück nach Asker gezogen waren, hatte Kajsa das Haus verkauft, in dem sie dort während ihrer Ehe mit Theas Vater gewohnt hatten. Sie wohnten nicht weit davon entfernt, aber Thea gehörte jetzt in einen anderen Schulbezirk. Sie besuchte nun das erste Jahr der Mittelschule, und keine ihrer früheren Freundinnen war dort. Hatte sie dort also noch keinen Freundeskreis gefunden?

Ich muss etwas unternehmen, mit ihrem Lehrer sprechen, dachte Kajsa, als sie das morgendliche Nachrichtenmagazin auf TV2 einschaltete. Sie wartete auf Gro Tandstad, die angerufen und einen kurzen Besuch angekündigt hatte. Sie und Gro waren ehemalige Kolleginnen von Kanal 4. Jetzt leitete Gro die Produktionsfirma PUNKTUM. Auch Kajsa hatte bei dem Sender gekündigt: Die Krankheit hatte sie dazu gezwungen, innezuhalten und festzustellen, wo sie im Leben stand, was sie wollte, was wichtig war. Sie war seit mehreren Jahren unzufrieden damit gewesen, wie die Chefs bei Kanal 4 die Mittel verteilten und dass die Zuteilung der Aufgaben nach anderen Kriterien als Tüchtigkeit und Erfahrung vorgenommen wurde – wie Geschlecht, Alter und Aussehen. Die Krankheit hatte es für sie so viel deutlicher gemacht, dass das Leben zu kurz war, um sich mit Menschen zu umgeben, die nicht gut für sie waren. Also hatte sie gekündigt und sich als freie Journalistin etabliert. Derzeit arbeitete sie zusammen mit Gro an einer Dokumentation über *MeToo*. Sie hatte bereits einiges an Recherchen geleistet und mit Quellen aus Politik und Medien gesprochen, ihr fehlten jedoch Fälle, die aus der Dokumentation mehr machen könnten als eine Zusammenfassung dessen, was geschehen war, nachdem *MeToo* Norwegen erreicht hatte. Es ging nicht darum, in bereits bekannte Fälle tiefer einzusteigen, sondern darum, neue aufzudecken.

Im Fernsehen wurde gerade eine Frau interviewt, die an unheilbarem Krebs litt und in der ihr verbleibenden Zeit in einem Hospiz wohnen würde. Kajsa schaltete das Gerät aus.

Glaubten die etwa, Feelgood-Fernsehen zu machen, das den Zuschauern auf dem Sprung in den Alltagstrott helfen würde?

Sie starrte die Decke an, sah jedoch noch immer das Gesicht der todgeweihten Frau aus dem Fernsehen vor sich.

Ich lebe.

Ich bin gesund.

Aber ich fühle mich nicht so.

II

Svein Hauge saß beim Mittagessen in der Kantine von Kanal 4. Er beobachtete die Reporterin Linda Stene, und als sie aufstand, folgte er eilig ihrem Beispiel. Sie gingen zusammen die beiden Etagen zur Nachrichtenredaktion hinunter. »Ich habe dir vor einer Weile versprochen, mit dir über deine zukünftigen Aussichten hier zu reden«, sagte er.

Sie kam ihm plötzlich ein wenig atemlos vor, als sie antwortete: »Ich hatte schon gedacht, du hättest das vergessen.«

Er setzte ein höfliches Lächeln auf. »An einem Arbeitsplatz wie diesem hier gibt es immer viele spitze Ellbogen und auch viel Gerede.«

»Ach?« Sie blickte ihn fragend an.

Er blieb vor der Tür zur Endredaktion stehen, beugte sich vorsichtig zu ihr hin und senkte die Stimme: »Es wird genau registriert, mit wem ich arbeite, wer mein Büro betritt. Diese Umstrukturierung ist noch nicht zu Ende, es ist möglich, dass wir weitere Einsparungen vornehmen müssen.«

Sie machte für einen Moment ein ängstliches Gesicht.

»Ganz ruhig bleiben, das betrifft dich nicht«, sagte er und legte ihr die Hand auf die Schulter. »Aber es eröffnet Möglichkeiten für neue Leute in neuen Positionen.« Er lächelte freundlich. »Deshalb sind viele hier im Moment ein bisschen nervös; immer, wenn ich die Tür zu einem vertraulichen Gespräch schließe, wuchern die Spekulationen.«

»Ja, das ist sicher ganz normal.«

»Bestimmt, aber deshalb führe ich solche Gespräche lieber anderswo. Was sagst du dazu, wenn wir heute Abend essen gehen?«

»Gern.«

»Kverneriet in Majorstua, um acht?«

»Ja, das passt gut, dann habe ich Feierabend.«

»Kein Freund, der sauer wird, wenn du mit dem Chef ausgehst?«

Sie lächelte. »Nein, kein Freund.«

12

Kajsa saß mit einem halben Becher Rotwein auf einem Küchenstuhl. Sie hatte eine Abmachung mit einer Angestellten aus dem Kindergarten, die Jonas nach Hause brachte, wenn Kajsa schlecht in Form war und Karsten keine Zeit hatte, um ihn abzuholen. Manchmal, wenn sie sich schlapp und niedergeschlagen fühlte, nutzte sie diese Abmachung, um sich einen Schluck Wein zu gönnen.

Gro Tandstad rief an, um zu sagen, dass sie unterwegs sei. Sie war zehn Jahre älter als Kajsa, und im Bereich Nachrichten und Aktuelles war sie die höchstprofilierte Frau in der dreißig Jahre langen Geschichte von Kanal 4 gewesen. Für Kajsa und viele andere Frauen dort hatte sie als Vorbild gegolten. Es hatte demzufolge großes Aufsehen erregt, als sie kündigte und in einem großen Interview mit der Zeitung Dagens Næringsliv die Senderleitung kritisierte, in der fast nur Männer saßen und sie als »frauen- und altersdiskriminierend« bezeichnete. »Ich kann nicht für Chefs arbeiten, die unfähig sind, zwei Gedanken gleichzeitig im Kopf zu haben: Wie finde ich die besten jungen Talente, und wie kann ich zugleich die Erfahrungen der Menschen nutzen, die schon eine Weile leben.« Kajsa hatte es mutig von ihr gefunden, das in Worte zu fassen, was viele gedacht und erlebt, aber niemals laut gesagt hatten.

Sie hatte Kontakt zu Gro aufgenommen, nachdem sie selbst bei Kanal 4 aufgehört hatte. Ohne Wissen ihrer Vorgesetzten hatte sie an einem alten Vermisstenfall gearbeitet, als sie in der

Zeit in Sunnmøre beurlaubt gewesen war. Gros Gesellschaft hatte Kajsas Dokumentation »Die Frau, die verschwand« produziert. Darin wurden Übergriffe gegen psychiatrische Patienten geschildert, und sie hatte einen alten Fall aufgeklärt, einen der meistdiskutierten Kriminalfälle in Norwegen. Der Film wurde im NRK gezeigt und mehrfach mit Preisen ausgezeichnet.

Gro warf einen raschen Blick auf die Uhr, als sie sich in die Küche setzten. »Ich habe in der Stadt noch einen Termin und muss in einer Stunde los«, sagte sie. »Aber ich habe nachgedacht, und ich finde es seltsam, dass an unserem alten Arbeitsplatz keine weiteren Belästigungen ans Licht gekommen sind.«

Sie trank noch einen Schluck Kaffee, ehe sie weitersprach.

»Um zu begreifen, was heute passiert, müssen wir alles in einem größeren Zusammenhang sehen, in einer längeren Perspektive. Deine Dokumentation muss die *ganze* Geschichte erzählen, nicht nur das, was im vergangenen Jahr passiert ist.« Sie stützte sich auf die Ellbogen und legte das Kinn auf die Hände. »Ich sag dir ein paar Beispiele: Als ich vor über zwanzig Jahren meine erste Nachrichtensendung moderiert hatte, rief mich danach der Nachrichtenredakteur an und lobte mich über den grünen Klee. Ich freute mich natürlich sehr, bis er fragte: ›Weißt du, warum du dich auf dem Bildschirm so gut machst?‹ Und er fügte hinzu, ehe ich etwas sagen konnte: ›Weil du mit der Kamera vögelst.‹ Und der Kerl setzte die Maßstäbe dafür, was gesagt werden durfte. Ein anderer Chef, der ganz oft bei einer anderen Nachrichtensprecherin anrief, fing das Gespräch immer an mit: ›Ja, weißt du, ich muss ja immer wichsen, wenn ich dich auf dem Bildschirm sehe.‹ Von Anfang an war das eine Machokultur. In all den Jahren habe ich erklärt, ich sei in exponierte Stellungen aufgerückt, wie es heißt, *obwohl* ich nie über die Zoten der Chefs gelacht hatte. Und das stimmte ja auch. Aber ich hatte die Konsequenzen dieser Reden nicht begriffen. Es bedeutete doch, dass ich die Situation einfach akzeptiert habe.«

Gro sah Kajsa an. »Was ist mit dir, hast du jemals sexuelle Belästigungen erlebt?«

»Nur unangenehme Wortwahl und sexistische Kommentare bei Kanal 4, aber als ich noch jünger war, als frischgebackene Journalistin ...«

»Was ist passiert?«

»Bei meinem ersten Sommerjob bei VG, als ich noch auf die Hochschule für Journalistik ging, fuhren ein Fotograf und ich eines Abends zu einem Hausbrand. Als wir zurückkamen, in der Garage, beugte er sich ohne Vorwarnung über mich, schob mir die Hand zwischen die Beine und versuchte, mich zu küssen. Ich weiß noch, dass ich einige Sekunden lang wie gelähmt war, aber dann konnte ich mich zusammenreißen, die Tür öffnen und davonstürzen. Ich hatte jedes Mal, wenn ich danach mit ihm im Einsatz war, Angst davor, was er wohl machen würde. Aber ich habe nichts gesagt. Und später, wenn ich ihm begegnet bin – auch, als ich schon bei Kanal 4 arbeitete –, bei Pressekonferenzen zum Beispiel, grinste er mich an, als ob wir ein Geheimnis teilten. Ich habe viel über diesen Zwischenfall nachgedacht, vor allem darüber, wie unsicher er mich gemacht hat und dass ich nichts gesagt habe, sondern einfach versucht habe, mich damit abzufinden. Ich bin gar nicht auf die Idee gekommen, mich wegen seines Verhaltens zu beschweren. Es war eben so, damit mussten wir leben.«

»Genau! Weiß du noch, was passiert ist, als Anniken Huitfeldt sich gegen die Mackerherrschaft in der Sozialdemokratischen Partei gewehrt und gesagt hat, dass sie sich weigerte, mit Männern aus der Partei zu tanzen, um sich Positionen zu sichern? Da hat Thorbjørn Berntsen ihr an den Kopf geworfen, dass einer, der mit ihr tanzen will, ja wohl sturzbesoffen sein müsste. Aber jetzt sagt auch sie, dass das, was sie für Machtausübung gehalten hat, eigentlich sexuelle Belästigung war. *MeToo* bedeutet in der Gleichstellung einen Paradigmenwechsel.«

»Zurück zu unserer Doku«, sagte Kajsa. »Weißt du von weiteren konkreten Fällen?«

Gro nickte. »Darüber wollte ich ja mit dir reden. Bei den Nachrichten von Kanal 4 hat es offenbar eine böse Sache gegeben.«

»Wer?«

»Es geht um eine gewisse Linda Stene, siebenundzwanzig Jahre alt.«

»Und der Mann?«

»Der ehemalige politische Kommentator Ronald Kulø.«

»Oh! Hat er deshalb aufgehört?«

»Ja.«

»Was hat er gemacht?«, fragte Kajsa.

»Er hat Linda Stene eines Abends vor der Toilette aufgelauert, sie hineingezerrt, seine Hose fallen lassen und ihr Gesicht gegen seinen Schritt gepresst. Er hatte sich schon mehrfach Frauen gegenüber danebenbenommen, viele wussten, was er so trieb. Aber die Leitung hielt die schützende Hand über ihn, obwohl er immer weitermachte. Er schickte vielen Kolleginnen Dickpics. Aber du weißt ja, er war ein bekanntes Gesicht und damit wichtig für den Sender.«

»Hat Linda Stene den Vorfall gemeldet?«

»Ja, sie hat sich an den Nachrichtenredakteur Svein Hauge gewandt und ihm erzählt, was sie da erlebt hatte. Stene hat dann darauf gewartet, dass Hauge etwas unternahm«, erzählte Gro. »Doch erst zwei Monate, nachdem sie den Zwischenfall gemeldet hatte, wurde sie ins Büro des Nachrichtenredakteurs gerufen. Sie glaubte, sie sollte nun darüber informiert werden, welche Maßnahme die Chefs ergreifen würden, und hoffte, Kulø würde gefeuert werden.«

Gro verdrehte die Augen. »Stattdessen wurde ihr mitgeteilt, Kulø sei verwarnt worden, und damit sei die Sache aus der Welt. Aber dieser Kerl hörte nicht auf, Linda Stene zu belästigen, schickte ihr weiterhin Fotos, machte Kommentare über ihren Körper, riss Zoten, wenn sie in der Nähe war, und so weiter. Als *MeToo* nach Norwegen kam, entschied Linda, dass sie jetzt genug hatte. Sie ging geradewegs zur Personalchefin, einer frisch eingestellten Frau, und erzählte, was sie erlebt hatte. Zwei Tage später war Kulø seinen Job los. Aber nach allem, was ich gehört habe, war die Sache für Linda damit noch immer nicht zu Ende. Die Männer beim Sender haben sich auf Kuløs Seite gestellt, sie fanden, Linda hätte sich nicht so anstellen dürfen, und haben versucht, sie rauszuekeln.«

»Da müsste aber Hauge eingreifen, sie hat sich schließlich nichts zuschulden kommen lassen.«

»Genau. Aber wir reden hier über die Männer aus Hauges ›Hofstaat‹, die Typen, mit denen er Bier trinken geht. Kulø war einer davon, genau das ist doch der Kern der unmöglichen Zustände bei Kanal 4.«

»Und nichts davon ist zu anderen Medien durchgesickert.«

»Exakt.«

»Glaubst du, diese Linda Stene würde sich interviewen lassen?«

»Da bin ich mir nicht sicher. Ich habe einige Male mit ihr telefoniert und habe den Eindruck, dass die Sache mit Kulø und natürlich die Schikanen danach sie arg mitgenommen haben. Ich weiß, dass sie mehrmals krankgeschrieben war. Es ist schwer, über so etwas hinwegzukommen, das ist verständlich. Sie hat sicher auch einen Maulkorb verpasst bekommen, aber du solltest sie trotzdem kontaktieren, finde ich.«

»Und ich muss mit dem Nachrichtenredakteur sprechen«, sagte Kajsa. »Svein Hauge.« Sie seufzte. »Ich kann nicht behaupten, dazu große Lust zu haben.«

Gro nickte. »Das verstehe ich ... Er ist sicher noch wütend auf dich, weil du aufgehört hast, und weil wir deine Doku an den NRK verkauft haben. Außerdem würde es mich nicht überraschen, wenn er selbst Dreck am Stecken hätte.«

»Glaubst du, er hat ...«

»Alle wissen, wie aufdringlich er wird, wenn er betrunken ist«, fiel Gro ihr ins Wort.

»Aber was ist mit der norwegischen Politik, hast du da etwas gehört?«

»Na ja ... aber das sind bloß Gerüchte.«

Kajsa lächelte. »Viele gute Reportagen haben mit einem Gerücht angefangen. Worum geht's?«

Gro schaute sie über ihre Kaffeetasse hinweg nachdenklich an. »Den neuen Justizminister.«

»Roar Brekk? Ernsthaft?«

»Allerdings, und alle wissen ja, wie gern er flirtet. Es heißt, dass da etwas mehr passiert ist.«

»Weißt du Genaueres darüber, worum und um wen es geht?«

»Nein, leider nicht. Und es ist möglich, dass hier einfach nur Gerüchtemacher am Werk waren, als Teil eines Machtkampfes. Nicht allen gefällt es, dass Brekk immer höher steigt. Er ist schließlich ein Machtmensch mit vielen Unterstützern – und ebenso vielen Gegnern.«

Sie schaute auf die Uhr und erhob sich. »Schon so spät! Ich muss dringend los.«

Sie gingen hinaus auf den Gang, und Gro umarmte Kajsa. »Wir haben gar nicht darüber gesprochen, wie es dir geht. Du siehst gut aus.«

»Es war schön, nicht über mich reden zu müssen. Und es geht mir gut«, sagte Kajsa lächelnd.

»Sehr gut«, sagte Gro. »Übrigens, bist du Mitglied von ›Deadline‹?«

»Was ist das?«

»Eine Gruppe auf Facebook, die sich mit *MeToo*-Fällen beschäftigt«, antwortete Gro.

»Ich kann dir eine Einladung schicken, dann siehst du ja, was da abläuft.«

Kajsa blieb nachdenklich sitzen, nachdem Gro gegangen war. Svein Hauge galt als kalt und zynisch. Kajsa war einige Male mit ihm aneinandergeraten – und eine bestimmte Begegnung mit ihm war entscheidend für ihren Entschluss gewesen, bei Kanal 4 zu kündigen. Voller Erwartungen war sie nach ihrer Beurlaubung und dem Aufenthalt in Sunnmøre zurückgekehrt, aber er hatte ihr einen Vortrag über Umstrukturierungen, Überkapazität, sinkende Werbeeinnahmen, geringere Einschaltquoten gehalten. Sie begriff, worauf er hinauswollte, als er die vielen jungen und hungrigen Mitarbeiter in ihrer Abteilung als »Zukunft des Senders« bezeichnete. Von diesem Termin war sie gleich zur Untersuchung eines Knotens in ihrer Brust gegangen und hatte erfahren, dass es sich aller Wahrscheinlichkeit nach um Krebs handelte. Als die Behandlung hinter ihr lag, hatte sie um ein Gespräch mit Hauge und ihrem unmittelbaren Vorgesetzten gebeten und gekündigt.

Was war mit Roar Brekk? Seit er den Ministerposten übernommen hatte, wurde er als Kronprinz der Konservativen bezeichnet. Wenn die Gerüchte über ihn zuträfen, wäre es eine wahre Sensation, ihn zu entlarven.

Und dann war da noch Linda Stene. Als Erstes würde sie Kontakt zu ihr aufnehmen.

13

Linda Stene traf um Punkt acht im Restaurant Kverneriet in Majorstua ein. Svein Hauge hatte sich einen Tisch auf der Galerie im ersten Stock mit Blick auf Eingangstür und Erdgeschoss gesichert.

»Weißwein?«, fragte er, als der Kellner die Speisekarte brachte.

Sie nickte.

»Ich hatte mir schon gedacht, dass du der Weißweintyp bist«, sagte er lächelnd.

»Das stimmt.«

»Du«, sagte er. »Mir tut leid, was da alles passiert ist«, er machte eine Handbewegung, »bei der Abmahnung und dem ganzen Scheiß, dem du danach ausgesetzt warst. Das hätte besser geregelt werden müssen.«

»Ist schon in Ordnung.«

»Hast du einen Strich darunter gezogen?«

»Natürlich. Water under the bridge.«

Sie vertieften sich schweigend in die Speisekarte. Er musterte sie verstohlen. Sie wirkte ein wenig angespannt und schweigsam, als sie bestellten. Vielleicht wartete sie einfach darauf, zu erfahren, was er wollte. Er bat sie, ihm zu erzählen, wie es gewesen war, bei CBS zu arbeiten.

Sie aßen und tranken, und er fand sie nicht nur schön, sondern auch intelligent und gebildet. Aber war ihr klar, dass für eine Karriere in der Fernsehbranche ein hübsches Gesicht, gute Zeugnisse und eine beeindruckende Meritenliste nicht ausreichen?, dachte er. Mit Kompetenz und Talent konnte man es ein Stück weit bringen, aber an die Spitze ging es nur mithilfe eines Chefs. Und dass einige das schafften, andere aber nicht, hatte unterschiedliche Gründe.

Das erklärte er ihr, wenn auch auf verblümte Weise. Und als sie fragte: »Bin ich eine, der du helfen willst?« und ihn ansah, ohne wegzublicken, begriff er, dass er sie falsch beurteilt hatte. Hart im Nehmen, dachte er. Direkt, kommt gleich zur Sache.

»Warum lächelst du?«, fragte sie und hob ihr Glas, ließ ihre Zunge rasch über ihre Lippen gleiten.

»Ich glaube, vor dir liegt eine große Zukunft. Wenn du auf gute Ratschläge hörst.«

»Und die wären?«

»Das Klügste, was du tun kannst, ist, auf gutem Fuß mit dem Nachrichtenredakteur zu bleiben«, sagte er und schmunzelte.

»Das habe ich auch vor«, sagte sie, ohne seinen Blick loszulassen.

»Wie denn?«

»Kommst du noch zu einem Nightcap mit zu mir nach Hause?« Sie zuckte nicht mit der Wimper, lächelte mit geschlossenen Lippen. »Ich wohne gleich in der Nähe.«

Er schaute auf die Uhr. Es war fast elf. Er winkte dem Kellner.

Er half ihr aus dem Mantel, als sie in ihrer Wohnung standen, dann zog er sie an sich. Aber sie stemmte die Hände gegen seine Brust. »Nein«, sagte sie energisch. »Warte.«

Er hielt inne. Wollte sie nicht? Hatte sie sich die Sache anders überlegt?

Aber dann lächelte sie und sagte: »Wir müssen erst noch zwei Dinge klären.«

»Was denn?«

»Ich mag Rollenspiele. Du auch?«

»Was für Rollenspiele?«

»Dass ich so tue, als ob ich nicht will, damit du ... ein bisschen brutal vorgehen kannst.«

»Dass ich sozusagen, dass ich gewissermaßen ...«

»... dass du mich zwingst«, vollendete sie für ihn den Satz.

»Ist das dein Ernst?«

»Ja.«

»Und das andere?«

Sie deutete ein Lächeln an. »Was bekomme ich als Gegenleistung?«

»Wie meinst du das?«

»Wir sind doch wohl in Bezug auf meine Zukunftsaussichten noch nicht zum Ende gekommen?«

»Nein ...« Er zögerte, fühlte sich nicht wohl in seiner Haut. Wer nutzte hier wen aus? Aber es fiel ihm schwer, klar zu denken, und jetzt war es zu spät zur Umkehr. Er atmete schwer. Rollenspiele. O Scheiße, wie verdammt erregend!

»Ausland?«, fragte er.

»Ja. Du schickst mich in die härtesten Konfliktzonen und machst aus mir ein bekanntes Gesicht in der norwegischen Auslandsberichterstattung. Abgemacht?«

Er lächelte und legte ihr die Hand in den Nacken, ließ die Hand dann nach unten wandern, schob ihren Rock nach oben. »Schläfst du dich immer bei der Arbeit hoch?«, flüsterte er ihr ins Ohr, packte ihre Hinterbacke, drückte zu, so fest, dass sie wimmerte.

»Nein!« Sie machte ein empörtes Gesicht, das sich sofort in ein neckendes Lächeln verwandelte. »Aber ich kann eine Ausnahme machen.«

Er küsste ihren Hals. Seine Hand glitt über ihre Hüfte, unter den Tanga.

»Ich mach mich nur ein bisschen zurecht.« Sie wand sich aus seinen Armen. »Geh einfach solange ins Wohnzimmer«, sagte sie und zeigte auf eine Tür. »Ich hab Lust auf ein Glas Whisky. Was ist mit dir?«

»Ja, gerne.«

Er setzte sich auf das Sofa, war plötzlich ein wenig verdattert, ein Wort, das er noch nie über sich selbst benutzt hatte, aber das war er nun – verdattert. Er hatte nicht vorgehabt, sie zu verführen, nicht an diesem Abend. Aber jetzt verführte sie ihn. Und da war sie wieder, sie lächelte, als sie an ihm vorüberging, lief weiter in die Küche, er hörte, dass sie Gläser füllte. Sie kam herein, reichte ihm ein Glas, dann ging sie zu einem Rechner, und gleich darauf strömte ruhige Popmusik aus einem großen Verstärker. Sie legte ihr Telefon auf die Kommode, setzte sich neben ihn und hob ihr Glas. Er trank schnell einen großen Schluck. Verdammt, das hier war doch nicht sein erster One-Night-Stand. Aber genauso kam es ihm vor. Und er fühlte sich beschwipst, das kam wie gerufen, er hatte Lust, alle Hemmungen zu verlieren, er wollte sie ficken. Hart. Genau so, wie sie es sich gewünscht hatte.

»Trink aus«, sagte sie. »Prost.«

Er leerte sein Glas in einem langen Zug, der Alkohol brannte in seinem Hals. Sie stellte sich vor ihn, lächelte herausfordernd, er hatte den Eindruck, dass sie langsam hin und her schwankte. Er erhob sich eilig, musste einen Schritt zur Seite machen, um nicht das Gleichgewicht zu verlieren, versuchte sie zu packen, aber sie wich aus.

»Lass das, ich will nicht«, bat sie mit klagender Stimme. Verdammt! Sie hatte keine Witze gemacht. Er streckte die Hand aus, aber sie wich abermals aus, er verfolgte sie um den Couchtisch, während er seinen Reißverschluss öffnete und anfing, seine Hose herunterzulassen, er ließ sich in einen Stuhl fallen, plötzlich war ihm schwindlig, aber er kam wieder auf die Beine, sie stand auf der anderen Seite des Tisches, er warf sich auf sie, bekam ihre Bluse zu fassen, die riss, als er sie auf den Boden zog, und ehe sie wieder auf die Beine gekommen war, hatte er den Tisch umrundet und warf sie auf das Sofa. »Nein!«, schrie sie. »Hör auf, Svein, ich will nicht!«

Er legte sich schwer über sie.

Als er aufwachte, saß sie in einem weißen Morgenrock in einem Sessel und trank Kaffee. Er hob den Kopf, stöhnte, als die durch das Fenster fallenden Sonnenstrahlen sein Gesicht trafen. Im selben Moment bemerkte er, dass er nackt war. Er schaute sich um und entdeckte seine Kleider auf dem Boden. Jede Bewegung tat weh, als er die Sachen aufhob und sich anzog.

»Kaffee?«, fragte sie.

Er nahm dankend an, obwohl ihm beim bloßen Gedanken schon unwohl wurde.

Sie holte einen Becher, stellte ihn auf den Tisch. »Das war gestern wohl ein Schluck Whisky zu viel?«

Sie war frisch geduscht, hatte nasse Haare, und nichts an ihr deutete auch nur an, dass ihr der Alkohol nicht bekommen wäre.

»Wie spät ist es?«, fragte er.

»Kurz nach sieben«, sagte sie.

»Habe ich so lange geschlafen? Ich muss sehen, dass ich in die Redaktion komme.« Er erhob sich, hielt mitten in der Bewegung inne, vor seinen Augen drehte sich alles. Langsam ging er durch das Zimmer. Sie lief hinter ihm her, nahm seine Jacke von einem Kleiderbügel. »Schickst du mir eine E-Mail über das, worauf wir uns geeinigt haben?«

Er starrte sie verständnislos an.

»Die Auslandsberichterstattung?«, fragte sie.

»Ja, genau, ja.«

Er öffnete die Tür und ging hinaus. Was zum Teufel war passiert? Er konnte sich vage daran erinnern, dass er auf ihr lag. Danach war alles nur leer.

14

Donnerstag, 10. Mai

Die Kette, die den Weg zu dem verfallenen Hof versperrt hatte, war auf die Seite geworfen worden. Karsten Kjølås fuhr vorbei und hielt auf einem offenen Platz zwischen Scheune und Haus. Hinter ihm kam ein Streifenwagen. Karsten nahm sein iPad und stieg aus dem Auto.

Zwei Tage zuvor war eine Streife auf einen Anruf hin hier gewesen und hatte im Wohnhaus einen Toten gefunden. Sie hatten die Zentrale informiert – die Kriminaltechnische Sektion in Oslo war für den Fall zuständig, solange die Identität des Toten nicht festgestellt worden war. Nichts wies auf einen gewaltsamen Tod hin, nicht vor Ort und auch nicht im vorläufigen Obduktionsbericht. Der Inhalt des Rucksacks, der bei dem Toten gefunden worden war, ließ annehmen, dass es sich bei dem Mann um einen Ausländer handelte.

Es war Christi Himmelfahrt, aber da der Hof in Asker lag, nicht weit von Karstens Haus entfernt, wollte er kurz vorbeischauen. Er hatte seine Kollegin Beth Ross angerufen, die im Dienst war, und um ihre Begleitung gebeten. Beth, die eigentlich Elisabeth hieß, war seit ungefähr einem Monat in Karstens Abteilung tätig. Es hatte ihm fast die Sprache verschlagen, als er ihr das erste Mal begegnet war: achtundzwanzig Jahre alt, stark geschminkt, lange Haare mit grau und rosa gefärbten Streifen. Sie sah eher aus wie eine Influencerin, oder wie die hießen, nicht wie eine Polizistin, hatte er gedacht. Unerfahren war sie noch dazu, erst seit einem Jahr im Dienst. Aber schlussendlich hatte er selbst sie aus allen Bewerbungen ausgesucht. Was ihr an relevanter Erfahrung fehlte, glich sie durch akademische Kompetenz wieder aus. Sie war zweifellos intelligent und hatte in nur drei Jahren ein Jurastudium mit guten Noten absolviert. Nach ihrer Universitätsausbildung hatte sie sich die Sache anders überlegt, hatte keine Anwältin werden wollen. Ihr Vater, Thorvald Ross, war einer von Norwegens bekanntesten Strafverteidigern der vergangenen drei Jahrzehnte gewesen. Karsten war ihm oft begegnet, wenn er vor Gericht ausgesagt hatte. Vor vier Jahren war Ross von einem ehemaligen Mandanten ermordet worden, nachdem dieser eine langjährige Freiheitsstrafe verbüßt hatte. Nach nur zwei Tagen auf freiem Fuß war er in Ross' Kanzlei mitten in Oslo eingedrungen und hatte ihn erschossen.

Reiß dich zusammen, hatte er sich ermahnt, als ihm aufging, dass er aufgrund ihres Aussehens Vorurteile hatte. Sie ist genau das, was wir brauchen, wir haben hier Männer genug, die Ähnlichkeit mit mir haben. Wir brauchen eine Frau. Eine *junge* Frau, die anders denkt.

Karsten rechnete nicht damit, im Haus etwas zu finden, das den Kriminaltechnikern entgangen war, aber er wollte die Stelle, wo der Tote gefunden worden war, mit eigenen Augen sehen, vor allem, da der Hof eine besondere Vorgeschichte hatte. Vor achtzehn Jahren war die Frau, die allein hier gelebt hatte, ermordet aufgefunden worden. Der Täter wurde nie gefasst.

Beth kam lächelnd auf ihn zu. Einer ihrer Vorderzähne lag ganz leicht schräg vor dem anderen, und zusammen mit zwei tiefen Lachgrübchen gab ihr das etwas Schelmisches und Kindliches.

Karsten entfernte die Versiegelung und öffnete das von der

Polizei angebrachte Hängeschloss. Sie betraten einen Gang mit drei Türen und einer Treppe zum ersten Stock. Es roch nach Schimmel, und er glaubte noch immer einen Hauch von Verwesung wahrnehmen zu können. Der Mann hatte ungefähr drei Wochen dort gelegen, ehe er gefunden worden war, meinte der Rechtsmediziner. Sie hofften, der abschließende Obduktionsbericht würde ihnen eine klarere Antwort auf die Fragen nach dem Zeitpunkt seines Todes geben können. Die Techniker hatten Spuren von der Tür bis zum Sofa, auf dem der Tote gelegen hatte, gesichert, und den Boden mit Papier ausgelegt, damit sie Zugang zur Leiche hatten, ohne Indizien zu zerstören. Alle Flächen waren eingestaubt, was die Spurensicherung erleichtert hatte, da überall, wo jemand hingetreten war oder etwas berührt hatte, deutliche Abdrücke zu sehen waren. Es hatte keine Hinweise auf eine Auseinandersetzung gegeben, nichts deutete darauf hin, dass sich ein weiterer Mensch im Haus aufgehalten hatte. Der Tote hatte in einem Schlafsack gelegen, die Fingerabdrücke am Reißverschluss waren von ihm selbst. Sie hatten nur ein Paar Schuhe gefunden, und alle Fußabdrücke im Haus waren seine.

Im Wohnzimmer gab es an den Wänden verschossene Tapeten und auf dem Boden Linoleum. Karsten staunte über die vielen Möbel, die hier standen, schließlich war der Hof seit vielen Jahren unbewohnt gewesen. Auf dem Sofa gab es einen großen Fleck – wohl Leichenflüssigkeit, die aus den Körperöffnungen gesickert war, als die Kollegen den Toten bewegt hatten.

Er öffnete sein iPad und klickte eine Sammlung von Bildern an, die die Kriminaltechnik aufgenommen hatte. »Erzähl mir, was du siehst, was du denkst«, bat er Beth und zeigte auf das erste Bild. Es war gemacht worden, ehe der Tote bewegt worden war, nur ein kleiner Teil seines Gesichts war im Schlafsack zu sehen. Er hatte sich eine Mütze in die Stirn gezogen.

»Das Gesicht ist bläulich, die Augen stehen ein wenig hervor. Ganz normal um diese Jahreszeit, wenn ein Leichnam so lange gelegen hat«, sagte Beth. »Es kommt noch dazu, dass Fliegen, Larven und Insekten hier zugreifen. Und da ein toter Körper sich nach einer Weile mit Gas füllt, wirkt das Gesicht so gut wie faltenfrei.«

»Richtig. Erst, als der Rechtsmediziner Löcher in den Leichnam gestochen hatte und das Gas entwichen war, ließ sich etwas über sein Alter sagen«, fügte Karsten hinzu. »Er war ...«

»Vermutlich Ende dreißig«, fiel Beth ihm ins Wort und lächelte zu ihm hoch. »Ich habe den vorläufigen Obduktionsbericht gelesen. Aber das mit dem Alter ist etwas unsicher, da er weit fortgeschrittenen Krebs hatte und stark geschwächt war.« Karsten klickte ein Bild vom Obduktionstisch heran. Es zeigte einen Mann mit dunkelblonden Haaren und einem ausgemergelten Gesicht mit einer schmalen, spitzen Nase. Seine ursprüngliche Haarfarbe war hellblond gewesen.

Das nächste Bild war aufgenommen worden, als Schlafsack und Kleidung entfernt worden waren, und bei jedem Bild war mehr von dem Toten zu sehen. Sein Leib war bedeckt mit Larven und Fliegen.

Die Bilder des Couchtisches zeigten eine Schachtel Paralgin forte, eine Injektionskanüle und einige leere Morphinampullen. Dort lagen auch ein Buch in englischer Sprache und eine Packung französischer Gauloises, aber im Aschenbecher gab es keine Zigarettenstummel. »Es ist erstaunlich ordentlich, kein Abfall auf dem Tisch oder dem Boden, keine schmutzigen Gläser oder Teller, Kunststoff oder Papier«, sagte Beth.

»Das hier ist kein Obdachloser und kein Junkie, der Mann hatte alles im Griff.«

Wie so oft war Karsten von seiner Kollegin beeindruckt – sie reflektierte ebenso über das, was nicht vorhanden war, wie über das, was sie sah.

»Hat er vor seinem Tod aufgeräumt?«, fragte Beth. Sie zeigte auf ein Bild, das einen gepackten Rucksack zeigte, auf einer Armlehne lag ein zusammengefalteter Schal, und die Schuhe standen ordentlich nebeneinander vor dem Sofa.

»Warum sieht das so inszeniert aus? Alles wirkt wie die Requisiten in einem makabren Theaterstück.«

Einen Moment lang war ihr Blick nachdenklich nach innen gerichtet.

Bisher war die Todesursache als »unbekannt« angegeben, wie immer, wenn die Rechtsmedizin keine Spuren von Herzinfarkt oder deutliche Anzeichen von Gewalt mit tödlichem Ausgang fand. Es war möglich, dass der Lungenkrebs ihm das Leben genommen hatte, die Krankheit hatte gestreut. Aber da er Zugang zu Morphin gehabt hatte, konnte es sich auch um eine Überdosis handeln. Die Antwort würden sie erhalten, wenn die toxikologischen Untersuchungen abgeschlossen waren.

»Ist er zum Sterben hergekommen?«, fragte Beth.

Sie standen schweigend nebeneinander und ihre Blicke wanderten durch das Wohnzimmer, ehe sie in die Küche gingen. Hier herrschte viel größere Unordnung, aber das meiste war von Staub bedeckt. Die Fotos auf Karstens iPad zeigten, dass frischer Abfall in einem verknoteten Plastiksack hinter der Küche bei der Tür gestanden hatte. Im Spülbecken hatten zwei Teller, ein Löffel, eine Gabel und ein Messer gelegen. Auf dem Küchentisch vor dem Fenster hatte sich ein Gaskocher neben einem fast leeren Kanister mit Mineralwasser befunden. Die Kriminaltechniker hatten jedoch alles mitgenommen, was sich mit dem Mann in Verbindung bringen ließ.

Die Suche im Vermisstenregister hatte keine Treffer gebracht, was den Verdacht stärkte, dass es sich bei dem Toten nicht um einen Norweger handelte. Sie hatten sich an Interpol gewandt, aber noch hatte das zu keinem Ergebnis geführt.

»Hatte er Verwandte? Kinder?«, hörte er Beth hinter sich fragen. »Wird er von niemandem vermisst? Oder gibt es Menschen, die auf ihn warten?«

»Das Auffälligste ist das, was fehlt«, sagte Karsten. »Kein Pass, kein Mobiltelefon, keine Brieftasche oder Bankkarte. Rein gar nichts, was ihn identifizieren könnte. So, als ob er nicht erkannt werden wollte. Und warum ist er ausgerechnet hier gestorben, auf diesem Hof mit der düsteren Vorgeschichte?«

»Kari Biterud, ermordet im Jahr 2000. Sie wurde hier gefunden, nicht wahr?« Beth wies auf den Linoleumboden zwischen Spülbecken und Tisch.

Karsten nickte.

»Die Bilder an der Wohnzimmerwand zeigen eine Familie, Eltern und zwei Kinder, dazu zwei Porträts, ein Junge und ein Mädchen. Das müssen dann wohl die Biteruds sein«, sagte nun Beth.

»Ja, Kari hatte zwei Kinder, die haben den Hof geerbt.«

»Wo sind sie?«

»Ich weiß nicht. Wir müssen mehr über die Familie in Erfahrung bringen«, sagte Karsten.

Auf dem Dachboden hatten die Techniker nichts gefunden, was sich mit dem Toten in Verbindung bringen ließ, er war offenbar gar nicht dort oben gewesen. Karsten legte das Hängeschloss wieder vor, und sie blieben auf dem Hofplatz stehen und schauten sich um. »Wenn es nicht so verfallen wäre, könnte es hier richtig idyllisch sein«, sagte Beth.

»Warum bist du zur Polizei gegangen, statt Anwältin zu werden?«, fragte Karsten unvermittelt.

»Ich wollte Leute zur Verantwortung ziehen und nicht dazu beitragen, dass sie ungeschoren davonkommen.«

»Hatte das etwas mit dem Mord an deinem Vater zu tun?«

»Ja«, sagte sie und ging über den Hofplatz. »Was ist mit der Scheune?«

Sie wartete nicht auf ihn, trat vor das Scheunentor, griff nach der Klinke. Die Tür war unverschlossen, und Beth ging hinein.

»Die Techniker waren nicht lange hier, nichts lässt annehmen, dass der Mann noch anderswo war als im Erdgeschoss im Haus«, sagte Karsten, folgte ihr jedoch.

Beth fand an der Wand einen Lichtschalter. Nichts passierte, als sie ihn umdrehte.

Einige schwache Lichtstrahlen sickerten durch Risse in den Wandbrettern. Sie schalteten ihre Taschenlampen ein, gingen umher und leuchteten. Am einen Ende der Scheune standen allerlei alte Gerätschaften: eine Mähmaschine, ein alter, verrosteter Traktor, einige Holzplatten und Bretter, an der Wand über einem Arbeitstisch hing Werkzeug. Am anderen Ende waren die Boxen für die Tiere. Ansonsten gab es nur alten Schrott, nichts, was Karsten aufgefallen wäre. Er trat in die Tür und verschaffte sich einen letzten Überblick, wartete auf Beth, aber die drehte noch weiter ihre Runde. Ganz hinten in der einen Ecke blieb sie stehen und trat einige alte, verdreckte Jutesäcke weg. Sie bückte sich und winkte Karsten zu sich.

»Seltsam«, sagte sie und leuchtete einen Fahrradhelm an, der hochkant auf dem Boden stand. Karsten bückte sich, um den

Helm hochzuheben. Der rührte sich jedoch nicht, war an den Boden festgenagelt, wie er sah, und er schob den gesamten Haufen von Säcken zur Seite. Vier Ringe waren in den Boden eingeschraubt, an allen war ein Stück Seil befestigt. Er ließ den Strahl der Taschenlampe über den Boden wandern und entdeckte einige dunkle Flecken.

»Ich hole Handschuhe«, sagte Beth und lief aus der Scheune.

Karsten zog ein Paar Handschuhe aus der Schachtel, als sie zurückkam, und Beth folgte seinem Beispiel. Dann zogen sie die Jutesäcke noch weiter beiseite, um sich einen besseren Überblick zu verschaffen, und entdeckten einen Stofflappen mit rostroten Flecken. Daneben lag ein kleines rotes Taschenmesser. Karsten hob den Lappen vorsichtig hoch, und Beth hielt ihm einen Beweisbeutel dafür hin. Er hob das Taschenmesser auf, es sah ganz neu aus.

»Blut«, sagte sie. Er ließ das Messer hineinfallen, dann traten sie einige Schritte zurück, blieben schweigend und verwundert stehen und ließen ihre Blicke über die Gegenstände auf dem Boden wandern.

III

15

Freitag, 11. Mai

Kajsas Telefon klingelte in dem Augenblick, als sie hörte, dass die Haustür geöffnet wurde. Sie nahm den Anruf an, während sie hinaus auf den Gang trat und sah, dass es Thea war, die aus der Schule nach Hause kam. Sie schaute auf die Uhr an der Wand. Was machte ihre Tochter denn jetzt schon zu Hause? Der Unterricht würde erst in einer Stunde enden.

Thea ließ ihre Schultasche auf den Boden fallen und lief die Treppe hoch.

»Moment bitte«, sagte Kajsa ins Telefon und rief hinter Thea her. Sie erhielt keine Antwort und hob das Telefon wieder ans Ohr. »Hallo, hier ist Kajsa.«

Theas Rücken verschwand oben auf der Treppe.

Es war Linda Stene, die Reporterin von Kanal 4. Kajsa hatte mehrmals versucht, sie zu erreichen, hatte eine SMS geschickt, aber keinen Kontakt zu ihr aufnehmen können.

»Wie schön, dass Sie zurückrufen«, sagte sie.

»Sie wissen ja offenbar, was geschehen ist.« Linda Stenes Stimme klang abweisend. »Ich weiß, woran Sie arbeiten, und ich habe keinen Kommentar.«

»Das verstehe und akzeptiere ich«, sagte Kajsa eilig. »Aber ich versuche, mich darüber zu informieren, was passiert, wenn jemand dieser Art von Schikane ausgesetzt ist. Vielleicht könnten wir ein Hintergrundgespräch führen?«

Für einen Moment herrschte Stille in der Leitung. »Nein ... lieber nicht.«

Kajsa hörte das Zögern. »Es ist wichtig für mich und mein Projekt. Nicht nur, um zu hören, was passiert ist, sondern ebenso sehr, um zu erfahren, wie die Chefs mit der Sache umgegangen sind, wie Sie das erlebt haben.«

Wieder wurde es still. »Es ist ganz schrecklich«, sagte Linda Stene schließlich. »Aber ... es reißt nur alles wieder auf, wenn ich darüber spreche.«

Kajsa überlegte eilig. »Ich glaube, ich weiß ein wenig darüber, wie Ihnen zumute ist.«

Linda Stene schwieg. Kajsa fügte rasch hinzu: »Ich habe als frischgebackene Journalistin etwas mit einem Fotografen erlebt, das mich lange geprägt hat.«

»Ach? Was ist passiert?«

»Er wurde im Reportageauto zudringlich ... Ich kann Ihre Situation also gut nachvollziehen. Könnten Sie wenigstens ein kurzes Gespräch mit mir führen? Ich würde Ihnen auch versprechen, nichts davon in meiner Dokumentation zu verwenden.«

»Na gut. Ich werde es mir überlegen. Sie hören von mir.«

*

Thea lag mit dem Gesicht zur Wand im Bett. »Bist du krank?«, fragte Kajsa und setzte sich auf die Bettkante.

»Kopfschmerzen.«

Kajsa legte ihr die Hand auf die Stirn. »Du hast kein Fieber, glaube ich. Ist etwas passiert?«

»Nein.«

Kajsa beugte sich über sie, legte ihr Gesicht an ihre Haare. »Geht es dir nicht gut, Thea?«

»Geht schon.«

»Weinst du?«

»Nein.«

»Du weißt, dass du über alles mit mir reden kannst?«

»Ja.«

»Also, was ist los?«

»Nerv nicht so«, sagte Thea irritiert.

Ihre Stimme klang jetzt deutlich nach Tränen.

»Ist es etwas mit ...«

»Du hast doch keine Ahnung!« Thea sprang auf, und auf dem Weg zum Badezimmer rief sie: »Ich will hier nicht wohnen, ich will zurück nach Losvika!«

Dann knallte sie die Badezimmertür zu.

Kajsa ging hinaus in die Küche, schaute zur Weinflasche hinüber, schaltete dann aber die Kaffeemaschine ein. Sie musste etwas unternehmen, etwas, woran sie gedacht hatte, ehe sie zu Thea nach oben gegangen war ... Ab und zu wollte ihr einfach nicht einfallen, woran sie vorhin gedacht hatte, ihr Gehirn schaltete sich aus. Sie hatte immer einen kleinen Notizblock bei sich, auf dem sie solche Sachen aufschrieb. Sie sah nach. Nein, dort stand nichts Neues.

Sie hörte, wie Thea zurück in ihr Zimmer ging, ließ sie aber in Ruhe. Es hätte keinen Sinn, ein Gespräch zu erzwingen, sie würde es später noch einmal versuchen. Und sie musste in der Schule anrufen, den Lehrer fragen, ob Thea von den anderen dort ausgeschlossen wurde, das hätte sie schon längst tun müssen.

Dann fiel ihr ein, woran sie gedacht hatte – Deadline, die Facebook-Gruppe, von der Gro ihr erzählt hatte! Sie öffnete ihren Laptop und klickte sich zu dieser Seite durch. Gro hatte sie schon hinzugefügt. Die Mitglieder dort waren Frauen, die sie aus Medienbranche, Politik und Kulturleben kannte. Viele berichteten von Erlebnissen mit Kollegen, aber kein Mann war namentlich genannt. Es ging um Dickpics, schweinische Textnachrichten, Klapse auf den Hintern, Aufforderungen zum Geschlechtsverkehr, das Angebot, Silikontitten zu spendieren, sowie um zotige, erniedrigende Körperkommentare. Und bei einigen ging es nicht nur um sexuelle Übergriffe, sondern um Frauen, die beiseitegeschoben, nicht gesehen wurden, keine Chance bekamen, übergangen, beleidigt und lächerlich gemacht wurden.

An den allgemeinen Aspekt, der hier zur Sprache kam, konnte sie sich ebenfalls erinnern. Der Mangel an Gleichwertigkeit und Gleichberechtigung traf bei Weitem nicht nur die Frauen, die sexueller Schikane ausgesetzt waren. Denn im Grunde ging es doch darum, dass Frauen anders behandelt wurden als Männer, weshalb sie sich auch nicht mit denselben Bedingungen eine Karriere aufbauen konnten. Ihre Doku würde auch Machtstrukturen und Männerbündelei aufzeigen und anprangern müssen.

Sie hielt die Finger über der Tastatur und überlegte. Dann schrieb sie eine Mitteilung an die gesamte Facebook-Gruppe.

»Hallo, allesamt! Ich arbeite an einer Dokumentation über *MeToo* in Norwegen. Wenn ihr hier Infos über konkrete Fälle habt, die für eine solche Doku geeignet wären, dann meldet euch bitte über E-Mail bei mir: kajsa.coren@gmail.com oder per Telefon 45 42 40 00.«

16

»Ihr habt das gesamte Material der Kriminaltechnik gelesen?«, fragte Karsten und sah Beth Ross und Even Runde an.

Beide nickten.

Bei ihrer ersten Begegnung war Even bei der Polizei der Gemeinde Vestøy in Sunnmøre gewesen – der Gemeinde, in der Kajsa das Haus geerbt hatte. Vor einigen Jahren, als sie dort Urlaub gemacht hatten, hatte er an den Ermittlungen zum Mord an einem deutschen Touristen mitgewirkt. Karsten war der junge Polizist aus dem Ort sofort aufgefallen. Als dann später bei der Kripo eine Stelle frei geworden war, hatte Karsten ihn aufgefordert, sich zu bewerben. Even war von Sunnmøre nach Oslo übergesiedelt, hatte Maja kennengelernt, war jetzt verheiratet und Vater eines einjährigen Kindes. Vor einem Jahr war Karsten der Posten des Hauptkommissars in der Sektion für Aufklärung von Mordfällen und Fällen von schwerwiegender Gewaltkriminalität in Oslo angeboten worden. Er hatte unter einer Bedingung angenommen: Er wollte Even mit im Boot haben.

Karsten nickte dem Tatortkoordinator zu. »Lass hören, was du hast.«

Hans-Kristian Telle war ein überaus erfahrener Kriminaltechniker mit mehr als dreißig Jahren als »Reisender in Tod und Verderben«, wie er gern sagte. Er schob einen Speicherstick in seinen Rechner und das erste Bild, das auf dem Bildschirm auftauchte, zeigte den Fahrradhelm sowie die vier Ringe mit den Seilstücken.

»Ziemlich speziell, das muss ich schon sagen. Definitiv eine Vorrichtung, um einen Menschen anzuschnallen. Wir sind da draußen noch immer am Werk, das ist also nur eine vorläufige Zusammenfassung.« Er drückte auf die Fernbedienung. Das nächste Bild zeigte die Innenseite des Helms. »Wir haben mehrere Haare gefunden, möglicherweise von derselben Person«, sagte er. »Jetzt müssen wir auf die Ergebnisse der Analysen warten, das dauert einen Moment.« Ein neues Bild war nun zu sehen, diesmal von den Seilen. »Hier sind Spurproben gesichert worden. Die scheinen genug biologisches Material für einen Vergleich mit dem DNA-Register zu enthalten. Und dann haben wir das hier.«

Neues Bild, diesmal eine Großaufnahme des Lappens mit den Blutspuren und der Flecken auf dem Boden. »Hier ist nicht die Rede von viel Blut, und keine Spuren im Raum weisen auf Gewalt mit großer Kraft hin, also dass das Blut gespritzt hat oder herausgeschleudert wurde.«

Das nächste Bild zeigte das Messer. »Auch hier und am Helm klebt Blut. Wir haben das Blut in der Scheune mit dem des Toten im Haus verglichen. Es ist nicht sein Blut, eine andere Blutgruppe, und alles restliche Blut gehört ebenfalls zu dieser Blutgruppe. Ob es von ein und derselben Person stammt, erfahren wir dann, wenn die DNA-Proben analysiert worden sind.«

»Fußabdrücke?«, fragte Even.

»Nicht in der Scheune, aber auf dem Hofplatz wurden Spuren gefunden, die mit den Schuhen des Toten übereinstimmen. Es gibt auch etliche andere Spuren, aber der Hof liegt mitten in einer beliebten Wandergegend ...«

»Wissen wir jetzt sicher, woran er gestorben ist?«, warf Even dazwischen.

»Ja, wir haben von der Rechtstoxikologie Analyseergebnisse erhalten. Im Körper wurde eine tödliche Menge Morphin nachgewiesen, also ist eine Überdosis die Todesursache«, antwortete Telle. »Aber wie wir wissen, war er schwer krank. Wir haben einen Insektenforscher die Größe der Larven an und in seinem Körper untersuchen lassen, und seiner Ansicht nach hat der Mann etwa drei Wochen tot auf dem Hof gelegen.« Er seufzte. »Keine Obduktion für Weicheier. Das bedeutet, dass er um den 16. April gestorben ist, plus minus ein paar Tage. Nichts an dem Toten weist auf Gewaltanwendung hin, keine Blutergüsse, Verletzungen oder Würgemale.«

»Und wir sind sicher, dass er sich die Überdosis selbst gesetzt hat?«, fragte Even.

»Wir haben keinen Grund zu der Annahme, dass andere im Haus waren. Auf der Spritze und der Verpackung sind nur seine Fingerabdrücke.«

»Okay, das wäre das, was wir vorläufig haben«, begann Karsten, aber Telle räusperte sich, beugte sich über den Tisch vor und fiel ihm ins Wort. »Da ist noch etwas. Laut vorläufigem Obduktionsbericht hatte der Tote einige alte Narben am Oberarm. Das braucht ja nichts mit dem Fall zu tun zu haben, aber es sollte erwähnt werden.«

»Was für Narben?«, fragte Even.

»Schwer zu sagen, aber sie sehen aus wie Brandwunden, möglicherweise von Zigaretten. Außerdem hat er eine Narbe, wie eine Art Stern, vier Linien, an die vier Zentimeter lang, die einander kreuzen. Sie sind offenbar mit einem Messer oder einem anderen scharfen Gegenstand eingeritzt worden.«

»Okay«, sagte Karsten. »Dann wollen wir hoffen, dass die Ergebnisse der DNA-Analyse uns weiterhelfen. Unsere wichtigste Aufgabe ist noch immer, den Mann zu identifizieren. Also gehen wir die kriminaltechnischen Untersuchungen hier im Haus gründlich durch.«

Ein Bild aus dem Wohnzimmer erschien auf dem Bildschirm. »Rucksack und Jacke sind von einer französischen Marke. Darunter trug er einen dicken Wollpullover, der kein Etikett hatte. Die restliche Kleidung und die Schuhe sind von bekannten internationalen Marken. Offenbar hat er vor seinem Tod in seinen Sachen Ordnung geschaffen. Überhaupt sieht alles genau geplant aus. Er hat sich die Haare gefärbt, es gibt keine Möglichkeit, ihn zu identifizieren, kein Telefon, keine Bankkarte, keinen Pass. Wir wissen durch die Obduktion, dass der Mann sich in der terminalen Phase seiner Krankheit befand. Ist er in dieses Haus gegangen, um dort zu sterben? War das Ganze ein Zufall, oder steht dieser Mann in irgendeiner Verbindung zu dem Haus? Gehen wir von der Theorie aus, dass er doch kein Ausländer war, sondern Norweger, und sehen wir, wohin uns das führt.«

»Aber wir wissen doch, dass die Beschreibung des Mannes nicht zu irgendeiner Person im norwegischen Vermisstenregister passt«, bemerkte Beth.

»Ja«, sagte Karsten. »Aber vielleicht wird er von niemandem vermisst – zumindest *noch* nicht. Wir werden eine Zeichnung von ihm anfertigen und die Öffentlichkeit um Hilfe bitten.« Er nickte Even zu. »Also ... Kari Biterud?«, sagte der. »Wir müssen diesen Fall im Hinterkopf behalten, auch wenn es keinen Hinweis auf einen Zusammenhang gibt.«

Even klickte ein Bild einer Frau mit graublauen Augen, halblangen dunklen Haaren, hohen Wangenknochen und großem Mund heran. Sie war neunundfünfzig Jahre alt gewesen, als sie vor achtzehn Jahren ermordet wurde. »Dieses Passfoto wurde fünfzehn Jahre früher gemacht. Ein aktuelleres Bild von ihr haben wir nicht.«

Sie wirkte müde, die Augen ebenso leblos wie die Haare.

»Kari Biterud war Witwe und lebte allein. Sie wurde erwürgt, es gab keine Hinweise auf einen Kampf, und sie hatte ungefähr einen Tag tot in der Küche gelegen, als sie von einer Nachbarin gefunden wurde. Die Polizei konnte keine entscheidenden Spuren finden.«

Even klickte ein Bild der einen Wohnzimmerwand herbei. »Das hier sind Fotos von Kari Biterud und ihrem Mann Johan zusammen mit den beiden Kindern, den Zwillingen Andreas und Astrid, geboren 1979. Johan ist 1991 bei einem Bootsunglück ums Leben gekommen. Er war zusammen mit seinem Sohn hinausgefahren, und der erklärte, der Vater sei beim Angeln über Bord gefallen. Johan Biterud konnte nicht schwimmen, und der Sohn konnte ihn nicht retten. Sein Leichnam wurde einige Tage später gefunden, er hatte viel Alkohol im Blut. Johans Bruder, Birger Biterud, ist dement und lebt in einem Pflegeheim, aber früher hat er weiter unten im Lensmannsvei gewohnt. Dort lebt jetzt sein Stiefsohn, Rikard. Beide sind befragt worden, können aber nichts darüber sagen, wer der Tote sein kann.«

»Was ist mit den Biterud-Zwillingen, wo sind die?«, fragte Beth.

»Astrid ist derzeit im Sanatorium Blakstad, da geht sie seit vielen Jahren ein und aus. Sie wurde eingewiesen, nachdem sie schwanger geworden war und ihr Kind bei der Geburt verloren hatte. Sie war damals erst sechzehn. Andreas Biterud wohnt nicht in Norwegen«, sagte Karsten. »Wir wissen nicht, wo er sich derzeit aufhält.«

»Ausland?« Beth setzte sich auf.

»Genau. Ich habe mich an den Zahnärztlichen Dienst in Asker gewandt, um Andreas Biteruds alte Unterlagen mit dem Gebiss des Toten zu vergleichen.«

17

Samstag, 12. Mai

»Hallo, Kajsa. Hast du den Artikel heute in VG gesehen?«

Kajsa plante gerade eine Aufnahme für den kommenden Tag, als Gro anrief. Sie rief die Internetseite der Zeitung auf, während sie antwortete. »Geht es um eine neue *MeToo*-Sache?«

»Nein, etwas ganz anderes. Den wichtigsten Artikel im Moment«, antwortete Gro.

»Leichenfund in Asker. Wer ist der Mann, der auf dem Hof des Todes aufgefunden wurde?«, las Kajsa. Im Artikel ging es um die Schwierigkeiten der Polizei bei dem Versuch, den Mann zu identifizieren, sowie um einen niemals aufgeklärten Mord auf diesem Hof im Jahr 2000. Es gibt keine Hinweise auf einen kriminellen Hintergrund für diesen Todesfall, wie VG erfahren hat, und es besteht offenbar auch keine Verbindung zu dem nicht aufgeklärten Mord.

»An den Fall kann ich mich erinnern«, sagte Kajsa. »Und ich weiß, von welchem Hof die Rede ist. Die Ermordete, Kari Biterud, war die Mutter eines Zwillingspaars, das auf der Grundschule in die Klasse unter mir ging. Der Hof liegt übrigens nicht weit von der Schule entfernt. Ich glaube, dieser neue Todesfall ist bei Karsten gelandet. Aber was ist denn das Besondere daran?«, fragte sie und betrachtete das gezeichnete Bild des Mannes.

»Aus dem kann eine Doku werden«, erwiderte Gro. »Du weißt doch, wir versuchen jetzt, schnell zu sein, früh die Lage zu sondieren, Aufnahmen zu machen, wenn etwas auftaucht, und ... Ach, wem sag ich das«, unterbrach sie sich. »Auf jeden Fall dachten wir, wo du doch in Asker wohnst, könntest du dich mal ein bisschen über den Toten auf dem Hof umhören?«

»Na ja, ich habe eigentlich mehr als genug mit der *MeToo*-Doku zu tun«, sagte Kajsa skeptisch. »Und es ist Samstag. Hast du nie frei?«

»Haha«, sagte Gro ironisch. »Aber deine andere Arbeit darf natürlich nicht darunter leiden, du sollst nur einfach mal mit der Kamera vorbeischauen, Aufnahmen von dem Haus machen, so wie es jetzt aussieht, um diese Jahreszeit, mit den polizeilichen Absperrungen und so. Dann haben wir es jedenfalls auf Lager, falls etwas an der Sache dran sein sollte. Wir sind gerade auf der Suche nach einem Fall, aus dem eine norwegische True-Crime-Story werden kann. Hierzulande hinken wir dem internationalen Trend doch total hinterher. Ein geheimnisvoller Todesfall auf einem Hof, auf dem bereits ein Mord geschehen ist – ein *niemals aufgeklärter* Mord –, besser geht es doch gar nicht«, sagte Gro enthusiastisch.

Kajsa hatte weder Lust noch Energie, um irgendwo hinzufahren. Aber die Ärzte hatten ihr schließlich geraten, jeden Tag mindestens ein Mal das Haus zu verlassen. Außerdem wollte sie gern mehr für PUNKTUM arbeiten, und das hier wäre eine gute Möglichkeit.

»Okay, ich schau da mal vorbei, es ist ja nicht weit.«

Als sie aufgelegt hatte, las sie den ganzen Artikel. Die von der Polizei veröffentlichte Zeichnung zeigte einen Mann um die vierzig, mit langem, schmalem Gesicht, spitzer Nase, viereckigem Kinn und großem Mund mit dünnen Lippen. Sie seufzte. Würden sie und Karsten ein weiteres Mal in eine Konfliktsituation geraten, weil sie am selben Fall arbeiteten? Dass ihnen das erspart blieb, gehörte zu den besten Aspekten der Tatsache, dass sie als Nachrichtenjägerin aufgehört hatte und sich stattdessen auf Dokumentationen konzentrierte.

Als sie im Gang stand und ihre Kamera einpackte, kam Thea nach Hause. Sie sah fröhlich aus. »Ist etwas passiert?«, fragte Kajsa und blickte sie fragend an. Thea schwenkte einen Briefumschlag. »Ich bin für heute Abend bei Christine in meiner Klasse zum Geburtstag eingeladen. Die Einladung lag im Briefkasten.«

»Das ist aber schön!«, sagte Kajsa und umarmte sie. »Ich hoffe, du hast Spaß! Könntest du kurz auf Jonas aufpassen, dann brauche ich ihn nicht mitzunehmen?«

»Kein Problem.«

*

Am Straßenrand im Lensmannsvei standen mehrere Wagen, und der schmale Weg zum Hof war abgesperrt. Kajsa fuhr langsam vorbei, der ganze Hof war mit Absperrband umgeben. Zwischen den Bäumen sah sie Autos auf dem Hofplatz stehen. Auf einem weißen Mercedes-Lieferwagen war ein Aufkleber mit der Aufschrift CSI. Karsten hatte davon erzählt. Kollegen, die auf einem Kurs zur Deutung von Blutspuren in den USA gewesen waren, hatten den Aufkleber gekauft und aus Jux an den Wagen gepappt. Waren sie noch immer nicht fertig mit den Untersuchungen? Der Tote war vor drei Tagen gefunden worden, und es bestand keinerlei Verdacht auf ein Verbrechen.

Kajsa drehte und fuhr zurück, hielt in einer Stichstraße weiter unten und hängte sich die Videokamera über die Schulter. Der Hof lag am Rand der Gegend, die sie zur Grundschulzeit im Sport- und Naturkundeunterricht genutzt hatten. Führte hinter dem Hof nicht ein Weg entlang? Sie ging langsam die

Straße hoch, kam nach etwa hundert Metern an einem weiteren Hof vorbei. Auf einem mit Blumen bemalten Holzschild am Wegrand stand: Øvre Blomsterhagen. Sie bog auf einen Pfad ab und ging hinter dem Hof vorbei. Doch dann stellte sie fest, dass es doch nicht weiterging, denn hier war ein elektrischer Zaun installiert worden, hinter dem mehrere Pferde grasten. Vor ihr lag eine große Wiese, die auf der anderen Seite an den Wald grenzte, und dahinter wiederum zog sich der Hügelkamm in die Ferne dahin. In der Gegenrichtung ragte Skaugumsåsen hinter dem Wohnsitz des Kronprinzenpaares auf, und nicht weit entfernt begann das beliebte Naherholungsgebiet um den See Semsvann.

Kari Biterud, dachte sie, als sie sich nun in den Anblick der Landschaft vertiefte. Kajsa hatte ihr Elternhaus in Asker schon verlassen, als dieser Mord geschehen war. Wie hatten die Zwillinge noch geheißen? Und war mit dem Mädchen nicht irgendetwas gewesen? Jetzt fiel es ihr ein. Sie war schwanger geworden, als sie noch zur Schule ging. Astrid hieß sie. Und ihr Bruder hatte auch einen Namen mit A. Andreas, das war es.

Langsam ging sie über den Weg zurück zur Straße. Als sie am Nachbarhof vorbeikam, sah sie eine Frau, die mit einem Pferd den Stall verließ. Auf einen Impuls hin ging sie hinüber. Die Frau kniff die Augen zusammen, dann lächelte sie strahlend. »Hallo, Kajsa!« Als sie sah, dass Kajsa sie nicht erkannte, fügte sie hinzu: »Ich bin's, Ingunn.«

Kajsa hatte die andere seit mindestens zwanzig Jahren nicht mehr gesehen. Das offene Gesicht, das Lächeln, die runden Formen, so sah Ingunn in ihrer Erinnerung nicht aus. Damals war sie ein mageres, bleiches und schweigsames Mädchen mit rötlichen Haaren gewesen. Sie waren in derselben Straße aufgewachsen, aber Ingunn war ein Jahr jünger. Jetzt kam sie mit dem

Pferd auf Kajsa zu. Ihre Gesichtsfarbe war frisch, rote Wangen, ein strahlendes Lächeln, hennagefärbte Haare. »Hallo, Ingunn, du bist das wirklich? Wohnst du hier?«, fragte Kajsa.

Ingunn schüttelte den Kopf. »Nein, ich habe hier einen Stallplatz gemietet.«

»Das ist Balder, mein Pferd«, sagte sie und streichelte das Maul des Tieres. »Kommst du wegen dieser Sache auf dem Nachbarhof?«

»Ja. Die Polizei ist noch immer am Werk, sehe ich.«

Ingunn nickte. »Und du hast bei Kanal 4 aufgehört?« Sie lächelte und fügte hinzu: »Du weißt, du bist doch ein Promi, und da ist es leichter für uns, dich im Auge zu behalten als umgekehrt.«

»Ja, das stimmt wohl. Und du hast also ein Pferd?«

»Schon seit vielen Jahren, ja. Und ich arbeite jeden Tag ein paar Stunden für den Hofbesitzer hier. Ich war immer schon ein Pferdemädchen, das weißt du sicher noch?«

Kajsa nickte und lächelte. Sie hatte keine Ahnung davon gehabt.

»Hast du die Zwillinge gekannt, die auf dem Biterud-Hof gewohnt haben?«

Ingunn nickte. »Ja, wir waren in derselben Klasse.«

»Ach was?«

»Kannst du dich nicht an sie erinnern?«

»Nur vage. Sie waren ein Jahr jünger als ich. Aber ich erinnere mich an Astrid, weil sie damals schwanger wurde.«

»Ja, stimmt, in der zehnten Klasse, aber da warst du ja schon auf der Mittelschule.«

»Kam das überraschend? Ich meine, ausgerechnet Astrid?«

»Ja und nein. Die Jungs waren total hinter ihr her, und wir Mädchen waren wahnsinnig neidisch auf sie.«

»Aber?«

»Sie hatte sozusagen zwei Persönlichkeiten.«

»Wie das?«

»Sie fiel nicht auf, war ein bisschen schüchtern, konnte gut zeichnen, ein künstlerischer Typ. Doch ihre Singstimme gab ihr etwas, mit dem keine von uns anderen mithalten konnte. Sie war mit einigen älteren Jungs in einer Band, schon mit vierzehn Sängerin. Sie spielten coole Popmusik, so ein bisschen folkrockartig. Auf der Bühne war sie nicht wiederzuerkennen, da war sie ganz einfach sexy. Kannst du dich an die Band nicht erinnern? Die hießen Hot Hit.«

»Hot Hit? Doch ... jetzt, wo du das sagst!«

»Sie war supergut, und die Band wurde populär. Aber dann kam sie nicht mehr in die Schule, und später hörten wir, dass sie schwanger war. Danach wurde sie in die Psychiatrie eingewiesen.«

»Hatte sie einen Freund?«

»Nicht, dass wir das gewusst hätten.«

»Und Andreas, ihr Bruder, an den erinnere ich mich noch weniger. Wie war der?«

»Andy war beliebt, hatte viele Freunde, war gut in der Schule, besonders in Mathe, das weiß ich noch. Er war außerdem musikalisch, spielte Gitarre.« Ingunn seufzte. »Es ist tragisch, wie es ihnen ergangen ist. Zuerst haben sie den Vater verloren, der ist ja ertrunken, und später wurde die Mutter ermordet.«

»Und was ist aus Andreas geworden?«

»Ach, das weiß ich nicht. Ivar Samuelsen, dem gehört der Hof hier, der war auch in unserer Klasse, sie waren befreundet. Erinnerst du dich an Ivar?«

»Hm, der Name sagt mir nichts.«

»Er wohnt hier zusammen mit seiner Mutter, die hat Kari Biterud sicher gekannt.«

»Wohnen hier nur Ivar und seine Mutter?«

»Ja, Ivar ist Junggeselle.«

»Kann ich vielleicht mit ihm reden?«

»Er ist gerade nicht zu Hause. Aber Ingeborg ist da. Die geht nie irgendwo hin.«

Neben der Treppe stand eine Hundehütte, und der große Kopf eines Huskys füllte fast die ganze Öffnung. Der Husky sah Kajsa hinterher, als sie an ihm vorbei und die Treppe hochging. Dort blieb sie eine Weile stehen, nachdem sie geklingelt hatte, aber schließlich wurde die Tür von einer schmächtigen älteren Frau geöffnet. Sie hatte kurze, dünne Haare, die an ihrer Kopfhaut klebten, ihre Gesichtshaut war wie Papier, und die dunklen Ringe unter ihren Augen stachen besonders hervor. »Ja?«, fragte sie und musterte Kajsa aus zusammengekniffenen Augen, dann ließ sie ihren Blick zu Ingunn weiterwandern, die unten vor der Treppe stand und ihr Pferd am Zügel hielt. »Was ist los?«

»Kajsa ist Journalistin, sie möchte fragen, ob du etwas über die Leute weißt, die auf dem Nachbarhof gewohnt haben.«

»Tja«, sagte Ingeborg. »Nicht sehr viel.«

»Wie lange wohnen Sie schon hier?«, fragte Kajsa.

»Mein ganzes Leben.«

»Sie haben also auch hier gewohnt, als Kari Biterud noch lebte?«

»Ja. Aber ich will da nicht hineingezogen werden.«

»Wie meinen Sie das?«, fragte Kajsa.

»Na, in das, was dort passiert ist.«

»Das kann ich verstehen«, sagte Kajsa. »Aber Sie wissen nicht zufällig etwas darüber?«

»Über den Toten? Natürlich nicht. Woher auch?«

»Sie haben dort in letzter Zeit niemanden gesehen?«

»Ich? Absolut nicht.«

Ingeborg Samuelsen verstummte und musterte Kajsa forschend, dann sagte sie: »Der soll ja Ausländer gewesen sein.«

»Das habe ich auch gehört. Sie haben Kari Biterud also gekannt?«

»Ja. Die Arme.«

»Eine wirklich entsetzliche Sache«, sagte Kajsa. »Sie hat damals allein dort gelebt?«

»Genau, die Zwillinge waren nicht mehr da.«

»Wo war Andreas?«

»Der hatte sich ein Zimmer in Oslo genommen, um dort das Abitur zu machen, aber ich glaube, er hat dann aufgehört und Norwegen verlassen. Das habe ich jedenfalls gehört.«

»Sie haben ihn also schon lange nicht mehr gesehen?«

»Ach, viele Jahre nicht. Er war nicht einmal zur Beerdigung seiner Mutter hier.«

In diesem Moment kam ein Jeep mit Ladefläche die Straße hochgefahren und hielt vor dem Stall. Ein großer, schlanker Mann stieg aus. Er trug Jeans und ein rot-schwarz kariertes Flanellhemd. Sein geschmeidiger Körper strahlte Kraft und Energie aus. Sein Gesicht war viereckig mit breiten, von einem Bart bedeckten Wangenknochen, und er hatte halblange, dunkle Locken.

»Hast du mit dem Tierarzt über Balder gesprochen?«, fragte er Ingunn, als er auf sie zukam.

»Ja, der wird in einer Stunde hier sein und nach ihm sehen«, antwortete sie.

»Gut.«

Dann blickte er Kajsa fragend an und lächelte freundlich, als sie ihm die Hand hinhielt.

»Sind sie beruflich hier?«, fragte er und ihr war klar, dass er sie aus dem Fernsehen erkannt hatte. Sie konnte sich tatsächlich nicht an ihn erinnern.

»Sie fragt nach dem Mann, der da unten gestorben ist«, sagte seine Mutter und wies mit einer Kopfbewegung auf den Nachbarhof.

»Ihre Mutter hat mir gerade etwas über die Familie erzählt, die früher auf dem Hof gewohnt hat«, sagte Kajsa. »Sie haben die Zwillinge gekannt?«

»Ja, natürlich. Wir waren gleich alt.«

Sein Hund kam ihm entgegen, ließ sich begrüßen und ging dann brav hinter ihm her, als sie an Kajsa vorbeikamen.

»Haben sie ...«, begann Kajsa.

»Tut mir leid«, sagte er und bat mit einem Lächeln um Entschuldigung. »Ich hab gerade wirklich viel zu tun.« Er legte seiner Mutter die Hand auf die Schulter. »Geht es dir heute gut?« In der Türöffnung drehte er sich um. »Aber kommen Sie doch an einem anderen Tag noch mal, wenn nicht so viel los ist«, sagte er zu Kajsa.

Kajsa und Ingunn gingen über den Hofplatz. »Das scheint ja eine enge Beziehung zwischen Mutter und Sohn zu sein«, sagte Kajsa.

»Ja«, sagte Ingunn. »Die bleiben auch meistens für sich, sind nicht besonders redselig. Aber Ivar hat eine ganz besondere Hand mit den Pferden.« Sie lächelte. »Mit Tieren kann er besser reden als mit Menschen.«

»Ach?«

»Ja, das meine ich wortwörtlich. Er ist ein echter Pferdeflüsterer. Es ist phantastisch, ihm zuzusehen, alles, was er die Pferde tun lässt, sieht so leicht aus, aber das ist es nicht. Als junger Mann war er Springreiter, hat sogar an internationalen

Wettkämpfen teilgenommen. Heute gilt er als einer von Norwegens besten Pferdetrainern.« Sie seufzte und zuckte mit den Schultern. »Es ist nur nicht so leicht, an ihn heranzukommen.«

18

Montag, 14. Mai

»Die zahnärztlichen Unterlagen sind da«, sagte Even Runde in der Türöffnung. Beth tauchte neben ihm auf, und Karsten zeigte auf die Stühle vor seinem Schreibtisch.

»Die Zähne des Toten stimmen überein mit den Bildern, die wir vom zahnärztlichen Dienst in Asker bekommen haben«, sagte Even.

»Dann ist die Identifizierung geklärt – der Tote ist Andreas Biterud. Gut. Aber was diese Vorrichtung in der Scheune betrifft …«, sagte nun Karsten. »DNA von dem biologischen Material ist mit DNA des Toten verglichen worden. Die Proben von den Seilen, die Haare und das Blut haben dieselbe DNA, stammen jedoch nicht von Andreas Biterud, und das Profil ist in unseren Registern nicht zu finden. Aber ein Mensch war am Boden festgeschnallt, und alles deutet darauf hin, dass es hier zu Körperverletzung gekommen ist, während Andreas Biterud auf dem Hof war.«

»Und wie schwer ist die Körperverletzung, von der wir reden? Könnten wir es mit Mord zu tun haben? Was für ein seltsamer Fall …«, meinte Beth.

»Wenn wir überhaupt von einem Fall reden können«, sagte Karsten. »Die Identität wäre geklärt. Alles andere … weiß der Geier.«

»Eine Ärztin im Krankenhaus Blakstad, wo die Schwester ist, hat angerufen«, sagte Even. »Sie hatte am Sonntag, dem 15. April, Besuch von einem Mann, auf den die Beschreibung von Andreas Biterud zutrifft.«

»Noch haben sich keine Zeugen gefunden, die ihn in der Nähe des Hofes gesehen haben«, fügte Beth hinzu. »Wo war Andreas, als seine Mutter ermordet wurde?«

»Es steht zweifelsfrei fest, dass er sich damals in Kanada aufhielt«, erwiderte Even.

»Und die Schwester?«

»Die war in der geschlossenen Abteilung.«

»Na, dann muss ich wohl nach Blakstad fahren und Astrid Biterud über den Tod ihres Bruders informieren«, sagte Karsten. »Ich möchte gern mit ihr sprechen. Vielleicht weiß sie mehr über das alles. Welche Diagnose hat sie?«

»Schizophrenie, sagt die Ärztin, mit der ich gesprochen habe«, antwortete Even.

19

Svein Hauge hatte wirklich versucht, Hans Brunvoll, den geschäftsführenden Direktor von Kanal 4, sympathisch zu finden, obwohl er seine Zweifel gehabt hatte, als der zwei Jahre zuvor eingestellt worden war. Der Mann war Betriebswirtschaftler, und wie vermutet hatte er keine Ahnung von Journalismus und Fernsehproduktion. Er ließ sich zudem zu leicht überreden, das große Geld für neue Unterhaltungskonzepte auszugeben. Darunter litten Hauges Abteilungen: Nachrichten, Sport und Aktualitätsprogramme. Es hatte viele Konflikte gegeben, und Hauge redete dem Chef schon längst nicht mehr nach dem Munde.

Brunvoll war rot angelaufen. »Hast du das gesehen?«

»Was denn?«

»Auf Twitter. Über die ›männerdominierte Mobbingkultur‹, unter der die Frauen hier bei uns leiden!«, rief Brunvoll empört aus.

»Was?« Svein Hauges Mund war plötzlich wie ausgedörrt. »Wer hat das geschrieben?«

»Arne Folldal.«

»Arne Folldal? Aber …«

»Er meint, dass wir die Warnungen in den Wind geschlagen hätten.«

»Oder er will sich rächen«, sagte Hauge. »Er war doch wütend, als er nicht mehr mit Kriminalfällen arbeiten durfte, und …«

Brunvoll winkte ungeduldig ab. »Es spielt keine Rolle, warum er das getan hat. Er hat den Tweet vor einer Stunde losgejagt. Ich kriege schon die ersten Anrufe von Journalisten in anderen Medien.«

»Ich hab das gar nicht mitgekriegt, ich war im Keller zum Training. Und das Netz da unten ist erbärmlich.«

»In den sozialen Medien kocht es schon.«

Brunvoll zeigte auf seinen Bildschirm. Hauge trat hinter ihn und las.

»Er hat nichts Konkretes«, kommentierte er. »Nur Behauptungen.«

»Die Frage ist, ob das stimmt. Auf meinem Schreibtisch sind nie andere Fälle von sexueller Belästigung gelandet als der von Linda Stene, wo *du* dich falsch verhalten hast. Und die Sache ist doch aus der Welt. Aber Folldal behauptet, dass es viele vergleichbare Fälle gibt, dass das bei uns ein arger Missstand ist. Weißt du noch von anderen?«

»Es hat einige Behauptungen gegeben, das stimmt, aber wir haben natürlich alles mehrfach überprüft. Solche Sachen sind schwierig, da steht oft Aussage gegen Aussage.«

»Wir müssen der Sache auf den Grund gehen. Ich habe die Personalabteilung darangesetzt.«

»Die Personalabteilung? Meinst du Inger? Die ist jedenfalls nicht die Richtige, um ...«

»Ich habe dich nicht nach deiner Meinung über Inger gefragt«, fiel ihm Brunvoll schroff ins Wort. »Und du kommst für die interne Untersuchung nicht infrage.«

»Wieso ...«

»Ich habe gerade mit Folldal gesprochen. Der hat viel zu erzählen, und er nennt Ross und Reiter.« Brunvoll musterte Hauge einige Sekunden lang ernst und schweigend, ehe er hinzufügte: »Folldal hat mehrere Episoden erwähnt, mit denen du zu tun hast. Und vor einer halben Stunde ist wieder eine Beschwerde gegen dich vorgebracht worden. Von einer Kollegin hier. Es geht um Vergewaltigung.«

20

»Hallo, Kajsa. Hier ist Gro.«

Kajsa konnte hören, dass Gro per Freisprechanlage aus dem Auto anrief. »Ich hab einen Tipp gekriegt«, sagte sie.

»Ach?«

»Bei Kanal 4 findet eine interne Untersuchung statt.«

»Um wen geht es?«

»Svein Hauge. Jetzt ist er fertig«, sagte Gro und lachte kurz. »Tut mir leid, aber ich kann nichts dagegen tun, ich bin schadenfroh. Er hat die Leute jahrelang schikaniert. Es ist sicher nur eine Frage der Zeit, bis alle davon wissen, Medienbetriebe sind bei solchen Skandalen doch undicht wie ein alter Schwamm, selbst Kanal 4, und ich wette, dass Dagbladet und VG schon an der Sache dran sind.«

Kajsa überprüfte die Online-Zeitungen. Nichts über die Untersuchung, aber mehrere Artikel über Folldals Anschuldigungen. In der Facebook-Gruppe Deadline standen 114 Kommentare unter einem geteilten Tweet von Folldal. Alle fanden es gut und richtig, dass er den Mund aufgemacht hatte.

Mehrere Gruppenmitglieder hatten Kontakt zu Kajsa aufgenommen, einige, um ihre Unterstützung zu versichern, andere mit konkreten Berichten über ihre Erlebnisse mit Grapschereien, sexualisierter Sprache und Schikanen. Aber keine hatte von schwerwiegenden Übergriffen erzählt.

In diesem Moment kam eine E-Mail von Linda Stene. Im Betreff stand nur: »Anhang checken.«

Es war eine Tonaufnahme. Kajsa drückte auf Abspielen und fuhr zusammen, als ein ohrenbetäubender Schrei ertönte: »Nein!«

Einige Sekunden lang hörte sie nur leise Musik, ein Popstück, das sie erkannte, dann bat eine Frauenstimme: »Lass das, bitte, ich will nicht.« Ein Mann lachte leise, dann knurrte er, als ob er einen Hund nachmachte, danach lachte er laut auf. Kajsa kam dieses Lachen irgendwie bekannt vor. Gleich darauf hörte sie ein Geräusch wie von Stoff, der zerrissen wurde, und die Frau schrie abermals verzweifelt. Der Mann sagte etwas, leise, Kajsa konnte nichts verstehen, dann war die Stimme der Frau zu hören, sie flehte ihn an, aufzuhören. Konnte das Linda selbst sein? »Ich will nicht«, rief sie. »Hör auf, Svein. Ich will nicht!«

Der Mann lachte. Die Frau wimmerte. Dann war einige Sekunden lang nur die Musik zu hören, ehe es ganz still wurde.

21

»Sie können versuchen, mit ihr zu sprechen, aber sie steht derzeit unter starken Medikamenten.«

Karsten Kjølås saß mit Astrid Biteruds Arzt in dessen Sprechzimmer im Krankenhaus Blakstad.

»Die Diagnose«, sagte Karsten. »Schizophrenie. Das ist wohl eine Art Oberbegriff?«

»In Astrids Fall war es schwer, eine konkrete Diagnose zu stellen. Bei ihr schlägt sich die psychische Krankheit in einer reduzierten Fähigkeit nieder, zu begreifen, dass andere Menschen die Welt anders sehen als sie. Es fällt ihr schwer, sich zu konzentrieren und auf ihre Erinnerungen zuzugreifen. Sie ist außerdem eine von denen, die sich von anderen Menschen zurückgezogen haben. Sie hat keine engen Beziehungen. Das liegt daran, dass sie glaubt, andere zwängen ihr Gedanken auf und könnten hören, was sie denkt. Astrid wird Ihnen apathisch vorkommen. Sie hat keinen Enthusiasmus, kein Engagement, wirkt abgestumpft und gleichgültig, egal, was um sie herum passiert.«

»Gibt es die ... die eigentliche Astrid irgendwo in ihr?«

»Das ist eine schwierige Frage. Menschen, die an Schizophrenie leiden, verlieren auf gewisse Weise ihre Identität. Wie Astrid. Sie fühlt sich als eine andere als sie selbst. Das macht ihr Angst, und sie hat Phasen voller Panik.«

»Wohnt sie hier, seit sie damals eingewiesen worden ist?«

»Nein, sie hat eine Sozialwohnung, aber gerade jetzt macht sie eine überaus schlechte Phase durch.«

»Wissen Sie, was die Krankheit ausgelöst hat?«

»Nein, das kann ich nicht sagen. Nicht konkret. Wir wissen, dass bei dieser Diagnose erbliche Komponenten eine Rolle spielen. Aber nicht alle erkranken so ernsthaft wie Astrid. Es ist viel geforscht worden, und es besteht kaum ein Zweifel daran, dass Familienverhältnisse die Entwicklung der Krankheit beeinflussen können. Auch sozialer Stress oder negative Erlebnisse könnten Schizophrenie auslösen. Wie auch Drogenmissbrauch.«

»Bekommt sie Gesprächstherapie?«

»Nicht mehr so viel wie früher.«

»Warum nicht?«

»Weil es keine Wirkung hatte. Sie sagt wenig, zeitweise gar nichts. Wir haben natürlich alles versucht, aber ...« Der Arzt machte eine resignierte Handbewegung. »Es hilft ihr nicht.«

Eine Pflegerin ging zu einem Tisch, an dem vier Personen saßen, und legte einer Frau die Hand auf die Schulter, sagte etwas zu ihr, die Frau erhob sich und kam mit. Karsten Kjølås folgte den beiden in einen Raum. Astrid wirkte wie ein kleiner Spatz, als sie vor ihm herging, sie trug Jeans, Pantoffeln und eine viel zu große lila Strickjacke. Ihr Pferdeschwanz bewegte sich kaum, sie hatte einen langsamen, gleitenden Gang, als ob sie versuchte, Geräusche und Bewegungen möglichst zu vermeiden.

Im Zimmer trat sie an das Bett, ohne ihn anzusehen. Karsten versuchte, ihren Blick einzufangen, lächelte freundlich und hielt ihr die Hand hin. Sie erwiderte das Lächeln nicht, ignorierte auch die ausgestreckte Hand. Für einen kurzen Moment sah sie ihn mit ernster Miene an. Er registrierte, dass ihre Pupillen groß waren, dann glitten ihre Augen von seinem Gesicht weg und endeten an einem Punkt dicht über seiner linken Schulter.

»Ich heiße Karsten und bin von der Polizei«, sagte er.

Ihr Blick huschte über seinen Mund und blieb an seinem Kinn haften. Dann trat sie einen Schritt zurück.

»Ich würde gern kurz mit Ihnen sprechen. Geht das?«

Ihr Blick wanderte weiter abwärts, hängte sich an seiner Brust fest, während sie zugleich die Strickjacke fester um ihren Körper zusammenzog und die Ärmel so lang dehnte, dass sie die Hände darin verstecken konnte.

»Es tut mir leid, aber ich muss Ihnen mitteilen, dass Ihr Bruder Andreas tot ist.«

Keine Reaktion.

»Er ist auf dem Hof gestorben, wo Sie aufgewachsen sind. Sie wissen vielleicht, dass er schwer krank war?«

Stille.

»Hat er Ihnen davon erzählt, als er Sie besucht hat?«

Astrid ging zum Fenster und kehrte ihm den Rücken zu.

»Hat er etwas darüber gesagt, warum er nach so vielen Jahren nach Norwegen zurückgekehrt ist?«

Ihr Rücken wies ihn ab.

»Hatte das einen besonderen Grund?«

Sie beugte sich ein wenig vor, schaute hinaus. Der sanft geschwungene Nacken hatte etwas Weiches, einige Locken hatten sich aus dem Pferdeschwanz gelöst und in die Grube zwischen den Nackenmuskeln geschmiegt.

»Wissen Sie, ob Andreas böse auf jemanden war, ob er irgendwelche Rechnungen offen hatte?«

Sie drehte das Gesicht in die andere Richtung, beugte sich noch weiter vor, ihre Stirn berührte die Fensterscheibe.

»Ich wünschte, Sie könnten mir von Andreas erzählen.«

Karsten erhob sich, zog eine Visitenkarte aus der Jackentasche. »Sie können mich jederzeit anrufen«, sagte er und legte die Karte auf den Tisch.

An der Tür drehte er sich um. Astrid stand noch immer vornübergebeugt da, stützte die Ellbogen auf die Fensterbank und lehnte das Gesicht an die Scheibe, bewegungslos.

Im Auto ließ er den Motor noch nicht sofort an. Die Spuren aus der Scheune würden in ihre Register eingespeist werden, und vielleicht würden sie eines Tages erfahren, von wem das biologische Material stammte. Aber so, wie die Dinge derzeit lagen, kamen sie nicht weiter. Und dennoch, der Gedanke, dass ein Verbrechen geschehen war, wollte ihn nicht loslassen.

Er schaute an der Fassade des alten Steinhauses hoch. Hatte Astrid Biterud begriffen, dass ihr Bruder nicht mehr lebte?

Andreas ist todkrank, er kehrt zurück auf den Hof, auf dem seine Mutter ermordet worden ist, er misshandelt jemanden, dann setzt er sich eine Überdosis, überlegte Karsten. Kann er gewusst oder einen Verdacht gehabt haben, wer seine Mutter getötet hat? Hat das alles etwas mit dem Mord an Kari Biterud zu tun?

22

Das Prickeln zwischen den Schulterblättern wanderte das Rückgrat hinunter. Könnte das hier die Dokumentation von der Dutzendware abheben? Kajsa tippte mit dem Finger auf die Tischplatte, während sie die von Linda Stene gesandte Tonaufnahme noch einmal ablaufen ließ. Vorsichtig jetzt, dachte sie, kritische Distanz halten. Was bewies die Aufnahme? Angeblich drängte sich hier Svein Hauge einer Frau auf, möglicherweise Linda Stene selbst. Aber der Mitschnitt konnte gefälscht oder nachträglich verändert worden sein. Warum und wie war er gemacht worden? Und weshalb hatte Linda ihn an sie geschickt?

Sie goss sich einen halben Becher Wein ein und schickte Beate im Kindergarten eine Nachricht. Und im selben Moment begriff sie: Diesmal trank sie den Rotwein nicht, um ihre Angst zu dämpfen oder ihre Stimmung zu heben, sie trank, weil sie angeregt war, sie verspürte die Spannung dabei, einer Entlarvung auf der Spur zu sein. Sie hatte schon lange nicht mehr die Freude empfunden, ein Spürhund zu sein, der die richtige Witterung aufnahm. Sie nippte am Wein, verspürte ein freundliches Kribbeln am Gaumen. Es gibt schlechtere Entschuldigungen für ein Glas, als dass man endlich wieder Lust auf die eigene Arbeit hat, dachte sie und trank noch einen Schluck.

Sie schickte Linda eine SMS.

»Hallo, kann ich dich anrufen? Wir müssen reden. Kajsa.«

Die Antwort kam nach zwei Minuten:

»Im Moment ist gerade so viel los. Vielleicht später diese Woche.«

»Ist der Mann auf dem Mitschnitt Svein Hauge?«, fragte Kajsa.

»Ja.«

»Woher weißt du das? Bist du die Frau?«

Darauf erhielt sie keine Antwort.

»Es ist wichtig, bitte antworte.«

Keine Reaktion.

Was mache ich jetzt?

Die Antwort war ebenso selbstverständlich, wie sie schwierig war. Sie musste mit Svein Hauge reden, ihn mit dem Inhalt der Aufnahme konfrontieren. Sie verspürte ein starkes Unbehagen bei dem Gedanken, ihn wiedersehen zu müssen. Zuletzt war sie ihm an dem Tag begegnet, an dem sie bei Kanal 4 gekündigt hatte, als ihr aufgegangen war, dass er es war, der sie beiseiteschob, um jüngere Kollegen zu begünstigen, die während ihrer Beurlaubung angefangen hatten.

Nun dachte sie: Hatte sich Svein Hauge noch viel übler aufgeführt, als ihr klar gewesen war? Könnte er der Harvey Weinstein der norwegischen Medienwelt sein?

23

Polizeikommissarin Beth Ross betrat den Meny-Supermarkt im Einkaufszentrum Trekanten in Asker und erkundigte sich nach der Filialleiterin. Sie wurde in ein Büro gebracht, wo eine Frau von Mitte fünfzig saß. Rikard Jansrud? Doch, der sei bei der Arbeit, er sitze an der Kasse. Beth zeigte ihren Dienstausweis und sagte, sie würde gern in Verbindung mit einer aktuellen Ermittlung mit ihm reden. Die Frau runzelte besorgt die Stirn. »Er hat doch hoffentlich nichts verbrochen?«

Beth versicherte ihr, dass davon keine Rede sein könne.

»Ich muss nur mit ihm über jemanden sprechen, den er kennt«, sagte sie.

Die Frau bot an, Rikard Jansrud zu holen, Beth könne das Gespräch gern hier im Büro führen.

Karsten hatte sie gebeten, eine Runde zu drehen und mit Leuten zu reden, die Andreas gekannt hatten. Die Vorrichtung in der Scheune hatte sie an Zwang und Folter denken lassen. Das Logische wäre, wenn es sich um Rache handelte, meinte Karsten. »Welches Motiv kann Andreas gehabt haben?«, hatte er gefragt. »Gibt es wohl noch jemanden, der das weiß? Geht es um den Mord an seiner Mutter?«

Der Auftrag gefiel Beth, sie freute sich über das Vertrauen, das Karsten ihr erwies, denn er ließ ihr hier freie Hand.

Schon als Kind hatte sie in die Fußstapfen ihres Vaters treten und Anwältin werden wollen. Sie hatte jeden Kinderkrimi verschlungen, schon mit zwölf Jahren angefangen, Bücher für

Erwachsene zu lesen, hatte sich in die Mysterien und die Jagd nach den Schuldigen eingelebt. Als sie älter wurde, begriff sie besser, woher dieses Bedürfnis stammte: Sie war immer eine Papatochter gewesen, und es lag für sie auf der Hand, dass sie seinem Beispiel folgen würde. Der Mord an ihrem Vater war am Tag nach ihrem letzten Jura-Examen geschehen. Im einen Augenblick war er so stolz auf sie gewesen, im nächsten gab es ihn nicht mehr. Einen Monat danach reichte sie ihre Bewerbung an der Polizeihochschule ein. Sie wollte Jagd auf Mörder machen, sie zur Rechenschaft ziehen für die vielen Schmerzen, die sie anderen Menschen zufügten.

Sie wurde aus ihren Gedanken gerissen, als ein Mann im hellblauen Hemd und schwarzen Pullover zur Tür hereinkam. Er blickte sie fragend an. An die eins achtzig, fast schwarze, gewellte Haare und grüne Augen. Er sah gut aus. Beth stellte sich vor, er erwiderte ihr Lächeln. Dann wurde er ernst: »Was ist los? Geht es um den Toten, der auf dem Biterud-Hof gefunden worden ist?« Seine Stimme war tief und angenehm. »Ich habe schon mit der Polizei gesprochen. Ich weiß nicht, wer er ist.«

Seine Oberarme füllten die Ärmel des schwarzen Pullovers, kräftiger Nacken, kurzer Hals, er sah durchtrainiert aus.

»Wir haben ihn jetzt identifiziert. Es handelt sich um Andreas Biterud«, sagte Beth.

Der Mann riss die Augen auf. »Andy? Das kann doch nicht wahr sein! Aber wieso ... Ich verstehe nicht ... Wann ist er zurückgekommen?«

»Waren Sie als Kind oft auf dem Biterud-Hof?«, fragte Beth.

Er nickte. »Ab und zu.«

»Johan und Kari waren Ihr Onkel und Ihre Tante?«

»Nicht so ganz. Birger, Johans Bruder, ist mein Stiefvater. Er und meine Mutter haben geheiratet, als ich neun Jahre alt war.«

»Und Ihre Mutter?«

»Die ist vor fast elf Jahren gestorben.«

»Sie haben Andreas und Astrid Biterud wohl gut gekannt?«

»Ja, wir waren in derselben Klasse, und Andy und ich haben viel Zeit zusammen verbracht.«

»Hatte er viele Freunde?«

»Er war mit allen befreundet. Wir waren eine ganze Bande von Jungs aus dem Lensmannsvei, die in der Schule und in der Freizeit zusammen waren.«

»Können Sie die Namen der anderen aufschreiben?«

Er notierte vier Namen auf ihrem Block.

»Wohnen die anderen noch immer im Lensmannsvei?«, fragte sie.

»Nein – bis auf Ivar Samuelsen. Er wohnt auf dem Nachbarhof. Züchtet Pferde.«

»Und die anderen?«

»Einer wohnt in Drammen und zwei leben in Oslo, glaube ich.«

»Wissen Sie, wo sich Andreas in all den Jahren aufgehalten hat?«

»Keine Ahnung. Wir haben den Kontakt verloren, als er nach Oslo umgezogen ist. Er hatte sich da ein Zimmer gemietet; ich glaube, als seine Mutter ermordet wurde, war er im Ausland.«

»Sie haben in all den Jahren seither also nichts von ihm gehört?«

Rikard schüttelte den Kopf.

»Und er hat sich auch nach seiner Rückkehr nicht gemeldet?«

»Nein.«

Beth schaute auf ihren Block. »Sie wohnen noch immer im Lensmannsvei, nicht weit vom Hof entfernt?«

»Stimmt, etwas näher am Zentrum, in einem Reihenhaus.«

»Und Ihr Stiefvater, Birger Biterud?«

»Der lebt jetzt in einem Pflegeheim, er ist seit mehreren Jahren nicht mehr ansprechbar.«

»Hatte Andreas noch eine Rechnung mit irgendwem offen?«

»Nein, das kann ich mir nicht vorstellen.«

»Glauben Sie, er wusste oder hatte einen Verdacht, wer hinter dem Mord an seiner Mutter steckte?«

»Keine Ahnung.«

»Wissen Sie, wer der Vater des Kindes war, das Astrid verloren hat?«

»Nein.«

»Keinen Verdacht? Jemand aus Ihrem Freundeskreis zum Beispiel?«

»Nein.«

Beth reichte ihm ihre Visitenkarte und ging zur Tür. »Melden Sie sich, wenn Ihnen noch etwas einfällt.«

24

Dienstag, 15. Mai

Kajsa lag im Bett, es war still im Haus. Karsten hatte sich um das Frühstück gekümmert und die Kinder zur Schule und zum Kindergarten gebracht. Am Vorabend hatte sie den beiden älteren Kindern von ihrer Erschöpfung erzählt und erkannt, dass sie das schon längst hätte tun müssen, denn sie hatte die Erleichterung in den Gesichtern der beiden gesehen.

»Du bist also einfach müde, sonst fehlt dir nichts?«, hatte Anders gefragt. »Ganz sicher?«

Sie hatte den beiden versichert, dass es genau so war. »Habt ihr gedacht, es wäre etwas Ernsteres, dass der Krebs wieder zurück wäre?«

Beide nickten. »Das hätte doch sein können, damals warst du ja auch die ganze Zeit müde, nur hast du noch nicht gewusst, dass es am Krebs lag«, sagte Thea.

»Ich *weiß*, dass ich keinen Krebs habe. Die Untersuchungen und Tests sind so gründlich, dass wir uns ganz sicher sein können«, sagte Kajsa mit einem Lächeln, von dem sie hoffte, dass es beruhigend war. »Aber weil ich immer so müde war, war ich auch abwesend, und das tut mir leid. Wie geht es bei euch, was macht ihr zurzeit so?«, fragte sie.

»Erzähl du«, sagte Thea und verpasste ihrem Bruder einen Rippenstoß. Kajsa sah zu ihrer Verwunderung, dass Anders rot wurde.

»Was ist los?«, fragte Kajsa. »Du hast dir doch wohl keine Freundin zugelegt?«

Anders errötete noch mehr und spielte an seinen Haaren herum, die voller Gel waren und nach oben standen.

»Wirklich? Wie schön. Wie heißt sie?«

»Sie heißt Martine«, sagte er und sah ungewöhnlich verlegen aus. Er war sonst nicht schüchtern, sondern ein selbstsicherer junger Mann.

Martine ging in seine Klasse in Sandvika und wohnte in Haslum. »Sie ist ziemlich hübsch«, sagte Thea und lächelte ihren Bruder neckend an.

Er antwortete mit einem ernsten Blick in Richtung seiner Schwester: »Du kannst es Mama sagen.«

Thea starrte zu Boden und machte sich an ihrem schwarzen Nagellack zu schaffen.

Kajsa verspürte ein Kneifen im Zwerchfell. »Ist etwas passiert?«, fragte sie, als Thea schwieg.

Thea nickte. Als sie aufblickte und Kajsas Blick erwiderte, lag eine tiefe Verletzung in ihren Augen. Anders legte ihr den Arm um die Schultern. »Ich kann es erzählen, wenn du willst?«

Thea nickte und wischte sich mit dem Ärmel die Augen.

»Weißt du noch, als Thea zu einem Geburtstag eingeladen war?«, fragte Anders.

Thea nickte. »Ja, bei Christine.«

»Nur war da gar kein Geburtstag.«

»Was?«

»Einige von den Mädchen haben Thea getäuscht, haben ihr eine gefälschte Einladung gegeben. Christine wusste auch nichts davon.«

Kajsa sah Thea an. »Und als du bei Christine angekommen bist ...«

»War niemand da und Christine verstand nur Bahnhof«, sagte Thea.

»Das war ja verdammt gemein. Wer hat das gemacht?«

»Ich weiß, wer es war«, warf Anders dazwischen. »Ich habe mit einer von ihnen gesprochen, mit Birgitte, sie hatte die Idee und hat die anderen überredet. Sie wird das nicht wieder tun.«

»Was hast du zu ihr gesagt?«

»Ich habe gedroht, zur Polizei zu gehen, habe gesagt, ich würde sie anzeigen, wenn sie nicht aufhört, meine Schwester zu schikanieren.«

Kajsa sah ihre beiden Kinder an. »Aber wo warst du, als ich gedacht habe, du seist auf der Geburtstagsparty?«

»Christines Mutter hat mir die Tür aufgemacht, und sie hat mich dann ins Haus gebeten. Anfangs war das schon seltsam. Christine ist doch eins von den angesagten Mädchen, aber dann war es eigentlich schön. Sie war ganz anders als in der Schule. Wir haben Rosinenbrötchen gebacken.«

»Aber warum hast du mir nichts davon erzählt?«

»Ich dachte, dass ... Na ja, es ging dir offensichtlich nicht gut.«

»Aber ...« Kajsas Kehle schnürte sich zusammen. Sie hüstelte. »Na gut, ich verstehe, aber ich werde mich an deinen Lehrer wenden«, sagte sie und fügte hinzu: »Wenn dir das recht ist? Die Schule muss darüber doch informiert werden.«

Thea nickte.

Kajsa breitete die Arme aus. »Komm her.«

Thea stand auf, ging um den Tisch herum und setzte sich aufs Sofa. Kajsa zog sie an sich. Als Anders zur Fernbedienung griff und den Fernseher einschaltete, lächelte Kajsa ihm dankbar zu und hob hinter Theas Rücken den Daumen. Er lächelte verständnisvoll zurück.

Kajsa sah Theas Blick vor sich, als sie von der falschen Geburtstagseinladung erzählt hatte. Ich muss die Schule anrufen, dachte sie, ich muss mich für Thea einsetzen, so kann das nicht weitergehen.

Sie schaute auf ihr Telefon. Es war nach halb elf. In diesem Moment kam eine Nachricht von Gro: »VG checken«, stand dort. Kajsa klickte die App an. »*MeToo*-ALARM BEI KANAL 4«, schrieb VG. »Bei Kanal 4 wurde eine interne Untersuchung eingeleitet, nachdem Frauen beim Sender sexuelle Schikanen vonseiten ihrer Kollegen gemeldet haben. Der Auslöser war angeblich, dass der ehemalige Kanal 4-Angestellte Arne Folldal in mehreren Twittermeldungen behauptet hat, das Ausmaß an sexueller Belästigung sei viel größer und schwerwiegender, als die Senderleitung bisher einsehen wollte. Die Chefs des Senders hätten angeblich die Klagen unter den Teppich gekehrt, behauptet Folldal. Bei Kanal 4 war aus der Chefetage kein Kommentar zu erhalten, aber nach Informationen von VG handelt es sich offenbar unter anderem um einen prominenten Mitarbeiter.«

Kajsa starrte an die Decke. Dann stand sie auf und wählte die Nummer von Theas Schule.

25

Hans Brunvoll, der geschäftsführende Direktor bei Kanal 4, wollte offensichtlich vorgeben, die Lage im Griff zu haben, aber die Schweißperlen auf seiner Oberlippe verrieten ihn. Neben ihm stand die Personaldirektorin und sah aus, als ob sie sich am liebsten im nächstbesten Mauseloch verkrochen hätte. Kajsa sah sich zu Hause in der Nachrichtensendung um zwanzig Uhr die Pressekonferenz an. Natürlich war dort allen klar, dass das hier ein heißes Thema für alle Medien war, und deshalb hatten sie die Konferenz auf einen Zeitpunkt gelegt, wo alle den Fall direkt in ihre Hauptsendungen integrieren konnten.

Das Bild auf dem Schirm war zweigeteilt, und auf der einen Seite konnte sie sehen, dass Brunvoll bereitstand und darauf wartete, dass der Nachrichtensprecher mit seiner Einführungsrede fertig war, ehe er alle willkommen hieß und auf ein Blatt Papier schaute, das er in der Hand hielt. »Wir haben aufgrund von mehreren Klagen über sexuelle Belästigung hier bei Kanal 4 eine interne Untersuchung eingeleitet. Wir nehmen diese Klagen überaus ernst und haben eine externe Expertise eingeholt, die uns bei der Arbeit unterstützen soll. Seit die *Me-Too*-Kampagne Norwegen erreicht hat, haben wir uns im Sender um ein Klima der Offenheit bemüht. Wir hatten einige wenige Fälle, aber darin ist Ordnung geschaffen worden. Zwei Mitarbeiter haben eine Abmahnung erhalten, einer hat den Sender verlassen.«

Ronald Kulø, derjenige, der Linda Stene belästigt hatte, dachte Kajsa, während Brunvoll fortfuhr: »Aber in den letzten Tagen haben wir weitere Klagen erhalten. Ich möchte hier betonen, dass wir den Berichten der Kolleginnen über unangenehme Erlebnisse mit männlichen Angestellten unsere volle Aufmerksamkeit widmen.«

Als er um Fragen bat, sah Kajsa, dass viele der Anwesenden die Hand hoben.

»Wie viele Klagen sind bei Ihnen eingegangen, und auf wie viele Männer beziehen sich diese?«, lautete die erste Frage.

»Darüber möchten wir uns vorläufig noch nicht äußern.«

»Aber es sind mehrere?«

»Ja.«

»Können Sie etwas darüber sagen, welche Stellungen diese Männer im Sender bekleiden? Arbeiten sie in der Unterhaltungsabteilung, bei den Nachrichten oder beim Sport? Und auf welchem Niveau? Handelt es sich um Reporter, Fotografen, Abteilungsleiter?«

»Auch dazu möchten wir keinen Kommentar abgeben.«

»Aber VG verfügt bereits über Quellen, nach denen einer der Männer in exponierter Stellung tätig ist?«

»Kein Kommentar.«

Die Presseleute würden bald herausfinden, dass es sich um den Nachrichtenredakteur Svein Hauge handelte, da war sich Kajsa sicher. Aber ob die Presse seinen Namen veröffentlichen würde, wie sie es bei Politikern gemacht hatte, wusste sie nicht so recht. Bei ihren eigenen Leuten gingen sie oft schonender vor.

Sie schickte Linda Stene noch eine SMS, bekam jedoch auch diesmal keine Antwort.

Thea kam herein und setzte sich vor den Fernseher.

»Ich habe heute mit deinem Lehrer gesprochen«, sagte Kajsa.

Der Lehrer hatte ihren Eindruck bestätigt, dass sich Thea in der Schule nicht wohlfühlte. Sie schien keine engen Freundinnen zu haben, in den Pausen war sie meist allein, hatte er gesagt. Er freute sich darüber, dass Kajsa sich meldete, er machte sich Sorgen. Das war gut und tat zugleich weh. Die Schule nahm solche Dinge ernst, aber nun war ihr schlechtes Gewissen, weil sie nicht schon längst etwas unternommen hatte, noch stärker.

»Das weiß ich«, sagte Thea.

»Ach?«

»Ich habe auch mit ihm gesprochen. Er hat nach der Geburtstagseinladung gefragt. Und mehrere von den Mädchen sind zum Rektor bestellt worden. Das ist überhaupt nicht lustig. Jetzt wird alles nur noch schlimmer!«

»Aber Thea, wir müssen etwas unternehmen. So kann das doch nicht weitergehen.«

Thea drehte den Fernseher lauter, und Kajsa ließ sie in Ruhe. Sie suchte auf ihrer Telefonliste nach der Nummer von Svein Hauge. Die hatte sie noch aus der Zeit gespeichert, als er ihr Chef gewesen war. Sie grauste sich davor, denn er war dafür bekannt, andere zusammenzustauchen, wenn er sich unter Druck gesetzt fühlte. Während sie noch zögerte, kam eine Mitteilung von Gro, die wissen wollte, ob sie schon Kontakt zu Hauge aufgenommen hatte.

Sie rief ihn sofort an, erreichte aber niemanden, und lange versuchte sie, eine SMS zu formulieren.

»Hallo. Hier ist Kajsa. Ich mache derzeit eine Doku über *MeToo*. Mir wurde eine Tonaufnahme geschickt ...« Nein. Das war zu direkt. »Ich habe Informationen erhalten, zu denen ich gern deinen Kommentar hätte. Können wir mal reden?«

Die Antwort kam nach zehn Sekunden. »Nein.«

Ich hab's ja gleich gewusst, dachte sie und schrieb: »Es ist in deinem eigenen Interesse.«

»Wie das?«

»Ich weiß, dass deinetwegen ermittelt wird.«

»Na und? Ich habe nichts verbrochen.«

»Ach was. Eine meiner Quellen glaubt, das Gegenteil beweisen zu können.«

»Wie das?«

Kajsa überlegte. Sollte sie es doch sagen? Dann schrieb sie: »Es gibt eine Tonaufnahme.«

Nun rief er an. Ohne irgendeine Einleitung fragte er: »Was für eine Aufnahme?«

»Darüber können wir reden, wenn du dich mit mir triffst.«

»Nein«, antwortete er.

»Ich gehe davon aus, dass auch die Leute, die die Untersuchungen leiten, diese Tonaufnahme erhalten haben.«

Für einige Sekunden war alles still, dann sagte er: »Komm zu mir nach Hause.« Er nannte die Adresse, und sie machte sich sofort auf den Weg.

26

Svein Hauge fuhr sich hektisch mit der Hand durch die Haare. »Ich habe sicher ab und zu eine große Klappe riskiert, und ich kann verstehen, dass manche darauf reagieren, aber ich habe keine Art von Übergriff begangen.«

Kajsa saß bei ihm in einem großen Einfamilienhaus in Bekkestua. Das, was zu ihrer Kündigung bei Kanal 4 geführt hatte, hatte er mit keinem Wort erwähnt.

»Möchtest du Kaffee?« Er ging in die Küche, ohne auf Antwort zu warten. Gleich darauf kehrte er mit zwei Bechern und einer Kanne zurück. »Es kommt mir total unwirklich vor.«

Wieder fuhr er sich auf diese ungeduldige Weise mit den Fingern durch den halblangen blonden Schopf. Dann schaute er ihr ins Gesicht. »Was für eine Tonaufnahme hast du bekommen?«, fragte er.

Tut er nur so, als hätte er keine Ahnung?, überlegte Kajsa. Ich kann doch unmöglich die Einzige sein, die diese Aufnahme hat.

»Soll das heißen, dass du noch nicht davon gehört hast?«

»Nein, ich habe keine Ahnung, wovon du redest.«

Kajsa beschrieb den Inhalt in wenigen Worten, während Hauges Blick nicht von ihrem Gesicht wich, seine Miene war konzentriert, düster. Als sie fertig war, erhob er sich, lief im Zimmer hin und her, blieb stehen, hob die Arme.

»Das heißt, es hört sich an wie ... wie eine Vergewaltigung?«

»Es kann jedenfalls einen solchen Eindruck erwecken.«

»Ich will es hören.«

Kajsa überlegte. Wenn sie die Einzige war, die über den Mitschnitt verfügte, war das eine Verhandlungskarte – oder ein Druckmittel. »Die Frage ist, was mir das bringt«, sagte sie. »Aber die Person, die mir die Aufnahme geschickt hat, behauptet, dass du der Mann bist, den wir da hören. Und ich muss sagen, es klingt wie deine Stimme. Sie nennt zudem deinen Vornamen.«

Hauge ging zu den großen Fenstern zum Garten, kehrte ihr den Rücken zu. Er schwieg lange.

»Linda Stene«, sagte er schließlich. »Es war nicht so, wie es sich anhört.«

»Du weißt also, woher die Aufnahme stammt?«

Er drehte sich zu ihr um. »Ja.«

»Und?«

»Es war ein Spiel, ein ... Rollenspiel. Du darfst das nicht verwenden.«

»Das kann ich nicht versprechen. Ich habe nur deine Aussage, ich habe keine Ahnung, ob du die Wahrheit sagst. Du weißt so gut wie ich, dass eine Journalistin, die über solches Material verfügt, keine Garantien gibt. Aber ...« Sie stand auf. »Wir können eine Abmachung treffen.«

»Abmachung?«, fragte er mit abweisender Stimme und verschränkten Armen.

»Wenn es stimmt, dass du nichts verbrochen hast, dann gehe ich davon aus, dass du alles tun wirst, um dich von diesem Verdacht reinzuwaschen. Lass mich dich bei diesem Prozess begleiten, ich kann das zu einem Teil meiner Doku machen. Denn wenn Männer solchen falschen Anklagen ausgesetzt werden können, ist auch das ein Teil der Geschichte von *MeToo*.«

Er musterte sie einige Sekunden lang schweigend. »Ich

werde es mir überlegen. Ich habe nicht vergessen, wie du mit dieser verdammten Psychiatrie-Doku hinter meinem Rücken vorgegangen bist. Aber du bist eine Person, die sich nie geschlagen gibt, ehe sie einer Sache auf den Grund gekommen ist, das kann dir keiner nehmen.«

27

Roar Brekk war auf dem Weg zu einer Besprechung über Bandenkriminalität in Oslo, als er spürte, wie sein privates Mobiltelefon in seiner Hosentasche vibrierte.

Seine Stirn war jetzt von einer dünnen Kompresse bedeckt, die er nachts und wenn er allein war, abnahm, um Luft an die Wunde zu lassen. Er würde eine große Narbe behalten. Das Erlebnis in der Scheune hatte ihn erschüttert, aber als die Nachricht über den Todesfall auf dem Hof veröffentlicht worden war, hatte er sich erleichtert und befreit gefühlt. Jetzt stand ihm nichts mehr im Weg.

Er starrte die Nummer an, öffnete die Mitteilung, konnte den Kopf fast nicht aufrecht halten. Ihm wurde schwindlig, er musste sich an die Wand lehnen.

Schläfst du gut? Er ging einige Schritte weiter und starrte das Display an.

»Roar, stimmt etwas nicht?«, fragte eine Stimme hinter ihm.

»Ich komme gleich«, erwiderte er, ohne sich umzudrehen.

Er erkannte die Nummer, und für einige Sekunden starrte er vor sich hin. Dann holte er Luft, drehte sich um, betrat den Sitzungsraum mit einem Lächeln, begrüßte den Osloer Polizeidirektor, den Polizeipräsidenten und den Vorsitzenden des Stadtrats, und dachte dabei: Es ist noch nicht vorbei.

IV

28

Dienstag, 22. Mai

Es stand kein Auto auf dem Parkplatz bei der Solvang-Schule, als Svein Hauge dort hielt und den Motor ausdrehte. Natürlich nicht, es ging auf Mitternacht zu. Er blieb eine Weile im Auto sitzen und wartete, aber nichts passierte, und um viertel nach zwölf wollte er fast schon wieder nach Hause fahren. Fort, weg von allem, auf alles einfach scheißen. Aber er blieb sitzen, schaute rastlos immer wieder auf sein Telefon. Keine neuen Mitteilungen, nur die letzte, die er kurz vor seinem Aufbruch von zu Hause erhalten hatte. »Komm zum Parkplatz der Solvang-Schule, 24.00« hatte sie gelautet. Sie stammte von derselben Nummer wie die vorherige. Sechs Wochen lang hatte die Mitteilung des *Rächers* wie ein einsetzender Kopfschmerz hinter seiner Schläfe gemurrt. *Niemals vergessen, niemals vergeben*. In der ersten Zeit hatte er diese Worte in Gedanken immer wieder gehört, und jetzt, wo er sich endlich ein wenig beruhigt hatte, kam eine neue Nachricht. Verdammt! Er hatte sich bei der Auslandsauskunft nach dieser Nummer erkundigt, sie gehörte einem Kerl namens Fairchild in Australien. Er kannte keinen Fairchild in Australien, und als er dort angerufen hatte, war er sofort zu einem Anrufbeantworter weitergeleitet worden. Er hatte die erste Nachricht als Drohung aufgefasst. Aber diese hier war anders, und sie war auch nicht mit »der Rächer« unterschrieben. Konnte Linda Stene dahinterstecken? Er hatte versucht, sie anzurufen, hatte ihr Nachrichten geschickt, aber sie antwortete nicht. Bei der Arbeit hieß es, sie sei krankgeschrieben. Schon wieder.

Sie war verdammt nochmal nicht normal.

Er betrachtete das rote Backsteingebäude, den großen, asphaltierten Schulhof. Es war eine gefühlte Ewigkeit her, dass er hier Schüler gewesen war.

Er konnte den Schatten vor der Autotür gerade noch registrieren. Die Tür wurde aufgerissen, und in der nächsten Sekunde traf ihn etwas Hartes an der Schläfe und er sank über dem Lenkrad in sich zusammen.

Als er zu sich kam, lag er auf der Rückbank in einem fremden Wagen. Es roch unangenehm, sein Auto dagegen war ganz neu. Er versuchte, sich zu bewegen, aber seine Hände waren ihm auf den Rücken gefesselt, sein Mund war zugeklebt und seine Augen waren verbunden. Als der Wagen anhielt, hörte er, wie die Fahrertür geöffnet und geschlossen wurde, und gleich darauf wurde er herausgezerrt. Als sie losgingen, wäre er mehrmals fast gefallen, aber jemand hatte seinen Oberarm gepackt, zog ihn weiter. Sie blieben stehen, er hörte ein Knirschen, Türangeln quietschten leise. Er musste über etwas hinwegsteigen, eine Türschwelle, und ging dann über festeren Boden.

Plötzlich wurde ihm ein heftiger Stoß in den Rücken verpasst, und er fiel auf die Knie. Er hob krampfhaft die Schultern, wartete auf einen Schlag oder etwas Hartes, eine Pistole an seinem Kopf, ein Messer an seinem Hals. Aber nichts passierte, mehrere Sekunden lang kein Laut. Doch, ein schwaches Atmen. Dann packten die Hände wieder zu. Er war erleichtert, als er umgestoßen wurde. Er würde nicht erschossen werden, ihm würde nicht die Kehle aufgeschlitzt werden. Seine Hände waren noch immer gefesselt, er lag darauf, auf dem Rücken. Das tat weh, er wimmerte. Etwas wurde um seinen Kopf befestigt, ein breites Band, dann spürte er ein Seil um seinen Hals. Eine Schlinge? Sollte er erhängt werden? Wieder explodierte in ihm die Panik. Er protestierte mit dem ganzen Leib, spannte alle Muskeln an, wand sich und strampelte, bis die Person sich auf ihn setzte. Er wollte schreien, es kamen nur erstickte Geräusche heraus. Plötzlich verschwand der Druck auf seiner Brust und das Klebeband wurde zerschnitten, das seine Beine zusammengehalten hatte. Im selben Moment wurden sie auseinandergerissen und irgendwo festgebunden, und gleich darauf passierte dasselbe mit seinen Armen.

Das Geräusch von Schritten, eine Tür, die geöffnet wurde. Er horchte konzentriert. Es wurde still.

Er war gekreuzigt.

29

Mittwoch, 23. Mai

Linda Stene wohnte in einer Zweizimmerwohnung in Bjølsen. Sie öffnete auf Kajsas Klingeln hin die Tür nicht ganz, schaute sie nur durch den Türspalt an. Kajsa hatte ihr mehrere SMS geschickt und versucht, sie anzurufen, aber Linda hatte sich nicht gemeldet.

»Komme ich ungelegen?«, fragte Kajsa.

»Äh ... Ja, eigentlich schon.«

»Es dauert nicht lange, ich war gerade in der Nähe«, log sie, »und da dachte ich, ich könnte mal nachsehen, ob du zu Hause bist.«

Linda schien sie nicht in die Wohnung lassen zu wollen.

»Kann ich reinkommen?«

»Ich habe nicht viel Zeit, wollte gerade unter die Dusche, und dann muss ich ... Ich muss weg.«

»Wie gesagt, es dauert nicht lange«, sagte Kajsa und trat einen Schritt vor. Linda Stene öffnete widerwillig die Tür und ging vor ihr her ins Wohnzimmer.

Kajsa kam sofort zur Sache. »Der Mitschnitt, bist du diese Frau?«

Linda sah sie mit straff verzogenem Mund an, nachdenklich, mit leicht zusammengekniffenen Augen, als ob sie versuchte, Kajsa einzuschätzen. »Ja«, sagte sie endlich. »Das bin ich.«

»Ich habe mit Svein Hauge gesprochen, er wusste nichts von der Aufnahme. Hast du die den Ermittlern nicht zur Verfügung gestellt?«

»Ich habe sie zuerst an dich geschickt, aber jetzt haben die anderen sie auch.«

»Er streitet ab, sich auf irgendeine Weise falsch benommen zu haben.«

»Hört sich das so an?«

»Hier steht Aussage gegen Aussage.«

Linda sah erschöpft aus. Sie hatte die Haare auf ihrem Kopf zu einem achtlosen Knoten zusammengesteckt, ihr Körper war in einem ausgebeulten schwarzen Kapuzenpullover nur zu erahnen, aber ihre Beine in den engen grauen Leggings waren schlank und muskulös. Obwohl sie seit Tagen nicht geschlafen zu haben schien, war sie schön: hohe, betonte Wangenknochen, klare, eisblaue Augen, füllige Lippen.

Linda sprang auf, lief in die Küche und holte eine Rolle Küchenpapier. »Ich habe dir die Aufnahme zuerst geschickt, ich fand es ... unangenehm, dass die Leute beim Sender, die Chefs, sie hören würden. Und ich dachte, dann würde das nicht nötig sein. Aber als du gesagt hast, du hättest etwas Ähnliches erlebt ... Es war ein gutes Gefühl, eine wie dich auf meiner Seite zu haben.« Sie schaute Kajsa abwartend an.

»Ich weiß noch, wie lange ich danach Angst hatte.«

»Was ist dann passiert?«, fragte Linda.

»Nichts. Ich habe nichts gesagt. Niemandem. Ich habe mich einfach damit abgefunden. Alles war damals anders, ich bin gar nicht auf den Gedanken gekommen, mich deshalb zu beschweren.«

»Du hast dich für den leichtesten Weg entschieden«, kommentierte Linda, aber in ihrer Stimme lag kein Vorwurf.

»Ja«, seufzte Kajsa. »Aber jetzt denken wir anders, ich hätte die Sache melden müssen, ich hätte ihm das Handwerk legen können, verhindern, dass anderen Frauen das Gleiche passiert.«

»Ja«, sagte Linda. »Irgendwer muss solche Männer aufhalten. Sie dürfen nicht einfach immer weitermachen, ohne dass es Konsequenzen hat.« Sie putzte sich die Nase, sie schwiegen eine Weile, und die Stille hatte nichts Gezwungenes, sie wirkte vertraulich. Nach einer Weile fragte Kajsa, ob sie die Aufnahme in ihrer Dokumentation verwenden könnte.

»Ja. Unbedingt.«

»Das ist problematisch.«

»Weshalb?«

»Es beweist nicht, dass wirklich ein Übergriff stattgefunden hat.«

»Das tut es doch bestimmt!«

»Hauge behauptet, es sei eine Art Spiel gewesen.«

Linda sah sie voller Empörung und mit Tränen in den Augen an. »Ich kann dir versichern, dass es das nicht war. Er ist einfach durchgedreht.«

»Wo ist das passiert?«

»Hier.« Sie wies mit einem Kopfnicken auf das Sofa.

»Du hast ihn zu dir nach Hause eingeladen?«, fragte Kajsa überrascht. »Deinen Chef, der keinen Finger gerührt hat, als du schwerwiegende sexuelle Belästigungen gemeldet hast, und später, nachdem du von Kuløs Unterstützern so übel behandelt worden bist?«

Linda fuhr wütend hoch. »Du glaubst mir nicht!«

»Ganz ruhig, Linda. Das habe ich nicht gesagt. Du bist selbst Journalistin, dir ist klar, dass ich kritische Fragen stellen muss. Setz dich bitte.«

Linda ließ sich schwer auf das Sofa fallen. »Du hast keine Ahnung, wie wütend ich auf ihn war«, sagte sie erregt. »Aber wir hatten uns ausgesöhnt, er wollte alles wiedergutmachen, er hat mir sogar meinen Traumjob angeboten, in der Auslandsredaktion. Darüber haben wir an dem Abend gesprochen, als es passiert ist.«

»Du musst damit rechnen, dass deine Beziehung zu Hauge auf eine andere Weise dargestellt werden kann – als eine Art Bestechung, um dir den Traumjob zu sichern, meine ich.«

»Dass ich mir einen Job erschlafen wollte? Das ist doch der pure Wahnsinn. Wir waren beide ein bisschen betrunken, und ...« Sie zuckte mit den Schultern. »Er fragte, ob er auf einen Nightcap mit zu mir kommen könnte. Und dann ... dann habe ich Ja gesagt. Obwohl ich ja weiß, welchen Ruf er hat.« Ihre Tränen strömten jetzt, sie wischte sie mit dem Küchenpapier ab, hielt sich die Hand vor den Mund, das Weinen nahm überhand. Ihre Schultern bebten. »Ich werde ihm nie verzeihen.«

Kajsa wartete, bis sie sich beruhigt hatte. »Aber warum und wie hast du den Mitschnitt gemacht?«

»Als mir aufging, was sich hier anbahnte, habe ich mir mein Telefon schnappen und auf Aufnahme drücken können, und ... und dann habe ich es unters Sofa geschoben.«

Kajsa setzte sich neben sie, legte den Arm um sie.

»Ich hätte ihn nie mit nach Hause nehmen dürfen, was bin ich für eine Idiotin«, weinte Linda und lehnte sich an Kajsa.

Kajsa wurde nicht klug aus ihr. Sie hatte sie viele Male in den Nachrichten gesehen: professionell, beredt, sie fand ohne zu zögern die richtigen Worte. Eine phantastische Live-Reporterin. Die Frau, die hier neben ihr saß, war eine ganz andere. Aber so gehetzt und verzweifelt sie auch wirkte, war Kajsa doch unsicher, wie schlecht es ihr wirklich ging. Als sie ihr die kritischen Fragen gestellt hatte, war Lindas Blick nicht verletzt und niedergeschlagen gewesen – sondern wütend.

30

Svein Hauge hatte keine Ahnung, wie lange er allein gewesen war, als er hörte, wie die Tür mit den quietschenden Angeln geöffnet wurde. Auch diesmal sagte die Person nichts. Das Klebeband wurde von seinem Mund entfernt, die Binde vor den Augen jedoch nicht.

»Wer bist du?« fragte er.

Keine Antwort.

»Was willst du von mir? Worum geht es dir? Sag es, bitte, sag es. Ich tue ... was du willst«, sagte er mit gepresster Stimme.

Noch immer keine Antwort, stattdessen spürte er etwas an den Lippen, offenbar ein Trinkgefäß, und er schluckte gierig, hustete und rang nach Atem.

»Ich muss aufs Klo.«

Stille. Ein schwaches Atmen.

Was war das für ein Mensch, der es über sich brachte, einen anderen Menschen so zu quälen und zu erniedrigen?

Sein Mund wurde wieder zugeklebt. Die Dunkelheit schloss sich um ihn, er hatte überall Schmerzen, seine Blase drohte zu bersten. Er versuchte, ruhig zu atmen, aber die Angst loderte immer wieder auf. Dieses Gefühl war ihm nicht unbekannt. Schon als kleiner Junge war er von Panikattacken heimgesucht worden. Seine Mutter war abends oft weggegangen, er erinnerte sich, dass er allein in einem Zimmer mit einem Gitterbett oder einem Laufställchen gewesen war, und als er größer wurde, schloss sie ihn im Schlafzimmer ein, ehe sie ausging. Wenn sie endlich zurückkam, oft erst am frühen Morgen, stellte er sich immer schlafend. Beim ersten Anfall war er erst fünf oder sechs gewesen, eines Nachts, als er allein war. Noch immer musste er oft mit Panik kämpfen, vor allem in fensterlosen Räumen, und mit dem Fahrstuhl fuhr er nie, egal, wie viele Stockwerke es auch sein mochten. Er hatte niemals darüber gesprochen, sich keine professionelle Hilfe gesucht. Aber als er älter geworden war, hatte er sich in der Bibliothek Bücher ausgeliehen und Methoden gefunden, um mit seiner Angst umzugehen. Er vermied Situationen, von denen er wusste, dass sie sie auslösen konnten, er trainierte Atemtechniken, aber der beste Rat war, sich zu bewegen, den Raum zu verlassen, in dem er sich gerade befand, frische Luft zu schnappen, die Situation zu verändern. Und nach und nach hatte er gelernt, anders zu denken. Die Angst war das Alarmsystem des Körpers, sie war irrational, sie tat weh, aber sie war nicht gefährlich. Es kam noch immer vor, dass die Alarmglocken ohne Grund läuteten und er zu diesen Techniken greifen musste, aber er hatte sich meistens unter Kontrolle.

Jetzt war es fast so, als habe sein Körper genau für diese Situation so oft trainiert. Er war in vollem Alarmmodus, gefangen, nicht nur in der Dunkelheit und hinter einer verschlossenen Tür, sondern in seinem eigenen Leib, und es gab nichts, was er tun konnte, keine Möglichkeit, irgendwohin zu gehen, um die Situation zu ändern und die Angst zu vertreiben.

Sein Brustkasten hob und senkte sich, rasch, ruckhaft.

Ich habe Wasser bekommen, dachte er. Ich werde am Leben gehalten.

Gleich darauf wurde etwas zwischen seine Lippen gepresst, ein Löffel mit etwas Kaltem und Nassen. Es hatte eine widerliche Konsistenz, wie Gelee, und es schmeckte nach fast nichts, nur ein bisschen salzig. Er kniff die Lippen zusammen, aber ein neuer Löffel wurde dazwischengepresst. Er versuchte, auszuspucken. Finger kniffen seine Nase zusammen, er musste den Mund öffnen, um atmen zu können, und sofort kam der nächste Löffel. Er wurde zwangsernährt. Er schluckte. Schmeckte es nach Blut? Er glaubte, ein leises Lachen zu hören.

Das, was auf dem Löffel gewesen war, schien in seinem Mund anzuschwellen, er würgte, spuckte, es klebte an seiner Wange, lief seinen Hals hinab. Sofort wurde wieder ein Löffel gegen seine Lippen gepresst, er wehrte sich, bildete sich ein, es könnte sich um Eingeweide oder so etwas handeln. Aber der Löffel wurde in seinen Mund gedrückt, immer wieder. Er hatte das Gefühl, erstickt zu werden. Ihm blieb nichts anderes übrig, er musste schlucken. Dann erbrach er sich.

Wieder wurde ihm das Trinkgefäß auf den Mund gepresst und er sog das Wasser begierig in sich hinein. Danach wurden sein Gesicht und sein Mund abgewischt, ehe abermals ein Stück Klebeband auf seine Lippen gedrückt wurde. Er atmete schwer durch die Nase, froh, weil das hier vorüber war, wartete darauf, dass sich die Schritte entfernten.

Geh weg, lass mich in Ruhe.

Die Binde wurde von seinen Augen entfernt. Er blinzelte im grellen Licht, vollständig geblendet, erahnte eine dunkle Silhouette, die sich über ihn beugte. Etwas blinkte.

Stahl. Ein Messer.

Er starrte in ein von einer Sturmhaube bedecktes Gesicht. In den Augen hinter den beiden Löchern sah er ein seltsames Leuchten, als wäre die Person geradezu euphorisch.

Jetzt passiert es. Jetzt sterbe ich.

Er stieß einen erstickten Schrei aus, als das Messer durch die Haut auf seiner Stirn schnitt.

31

Beth Ross hatte in Andreas Biteruds Vergangenheit nach etwas gesucht, etwas Ungeklärtem, einem Konflikt, etwas, das auf ein Rachebedürfnis seinerseits hätte hinweisen können. Sie hatte mit Jugendfreunden und Nachbarn gesprochen. Alle hatten erwähnt, dass Andreas eine schwierige Kindheit gehabt hatte, denn sein Vater war ein Tyrann gewesen, Andreas Biterud aber schienen alle gemocht zu haben, er wurde als umgänglich und beliebt beschrieben. Der Fall setzte ihr zu, und jeden Abend blieb sie noch im Büro, wenn ihre Kollegen schon längst nach Hause gegangen waren.

Ivar Samuelsen war der Letzte auf der Liste der Jugendfreunde, die sie von Rikard Jansrud erhalten hatte. Er war der unmittelbare Nachbar des Biterud-Hofes. Als sie bei der Treppe vor dem Haus hielt, kam ein Mann aus dem Stall. Er wischte sich die Hände an einem schmutzigen Lappen ab und schob sich mit dem Handgelenk die dunklen Haare aus der Stirn. Ein großer, grauweißer Hund folgte ihm wie ein Schatten – eine Art Husky, glaubte sie.

»Hallo«, sagte sie und stellte sich vor. »Sind Sie Ivar Samuelsen?«

Er nickte zur Bestätigung und wies auf den Lappen, wie zur Entschuldigung dafür, dass er ihr nicht die Hand reichen konnte. Seine Finger waren von Öl schwarz verschmiert. »Bastele gerade am Traktor herum«, erklärte er und wischte sich die Hände ab. »Sind die Ermittlungen noch immer nicht beendet? Ich habe in den Nachrichten gehört, dass Andreas Biterud der Tote vom Nachbarhof war.«

»Ja, das stimmt. Was denken Sie darüber?«

»Was ich denke? Na ja ... nichts Besonderes. Offenbar war er krank.«

»Er hat sich nicht bei Ihnen gemeldet, als er angekommen ist?«

»Nein.«

»Und Sie hatten in all diesen Jahren keinerlei Kontakt zu ihm?«

»Nein. Wieso wollen Sie das wissen?«

»Ich gehe nur einigen losen Fäden nach. Seine Mutter wurde im Jahr 2000 ermordet?«

Er sah sie einige Sekunden lang an, schien auf weitere Fragen zu warten, sagte aber, als keine kamen: »Ja, das war total unbegreiflich, niemand hatte irgendeinen Grund, Kari umzubringen. Sie war ein guter Mensch und hatte kein leichtes Leben gehabt.«

»Wieso nicht?«

»Ihr Mann war ein Mistkerl.«

»Was hat er getan?«

»Waren Sie im Haus?«

»Ja.«

»Hängt die Reitpeitsche noch in der Küche?«

»Ja. Hat er seine Frau damit geschlagen?« Beth starrte ihn ungläubig an.

»Alle kamen an die Reihe. Aber vor allem Andreas.«

»Haben Sie irgendeine Ahnung, wer der Vater von Astrids Kind war?«

Ivar Samuelsen schaute auf seine Hände, rieb wütend mit dem Lappen über seinen Daumen.

»Nein.« Er machte eine Bewegung mit dem Lappen in Richtung Stall. »Und jetzt muss ich leider wieder an die Arbeit.«

Beth bedankte sich für die Auskünfte und öffnete ihre Wagentür. Als sie schon einsteigen wollte, drehte sie sich noch einmal um. »Übrigens, Andreas hatte seltsame Spuren an den Armen. Kann sein Vater ihn mit Zigaretten verbrannt haben?«

Er starrte aus zusammengekniffenen Augen vor sich hin. »Davon habe ich nie gehört, aber es würde mich nicht wundern.«

32

Donnerstag, 24. Mai

Kajsa fuhr zusammen, als sie die Website von Kanal 4 anklickte und ihr die Hauptüberschrift mit weißen Buchstaben auf schwarzem Hintergrund entgegenleuchtete: »Nachrichtenredakteur vermisst!«

Unbewusst hielt sie den Atem an, während sie den Bericht öffnete. »Die Polizei in Oslo meldet den Nachrichtenredakteur Svein Hauge als vermisst. Hauge wurde zuletzt vor zwei Tagen am späten Abend gesehen. Oberkommissar Karsten Kjølås bestätigt, dass die Polizei eine Fahndung ausgelöst hat.«

Auch VG berichtete über den Fall, sie erwähnten die Vorwürfe, die gegen Hauge erhoben worden waren, und zitierten seine Aussagen zwei Tage zuvor, als er von Dagsnytt 18 interviewt worden war.

Hauge hatte sich bereit erklärt, sich während der Untersuchungen von Kajsa begleiten zu lassen, und sie hatte sich zwei Mal mit ihm getroffen. Er verlangte Gerechtigkeit, er sei unschuldig, was die von Linda Stene erhobenen Beschuldigungen anging, behauptete er. In den Medien war die Rede von »einem Fall von schwerwiegender sexueller Belästigung«.

Kajsa hatte ihn im Studio vom NRK aufgenommen, als er sich gegen die Vorwürfe gewehrt hatte. Er hatte mitgenommen gewirkt und war demütiger aufgetreten, als sie ihn jemals erlebt hatte. Er hatte die Frauen um Entschuldigung gebeten, die sein Verhalten als Belästigung erlebt hatten, er habe nicht begriffen, wie er auf sie wirkte, so sei er eben, ein bisschen rau, habe sich den Jargon zugelegt, den er als »Stammtischsprüche« bezeichnete. Als er nach dem gefragt wurde, was der Moderator einen »sehr viel schwerer wiegenden Vorwurf« nannte, hatte er geseufzt. Das stimme nicht, behauptete er, aber wer würde ihm glauben? Alle glaubten derzeit ja den Frauen, er fühle sich wehrlos.

Nach seinem Auftritt bei Dagsnytt 18 sank er ein wenig in sich zusammen, fand Kajsa. War er etwa weniger hart im Nehmen, als sie geglaubt hatte?

Ihr gegenüber hatte er die ganze Zeit darauf bestanden, dass es sich bei dem, was bei Linda Stene zu Hause passiert war, um ein Rollenspiel gehandelt habe. Außerdem konnte er sich nur an wenig erinnern. Er wusste nicht einmal, ob sie überhaupt Sex gehabt hatten, behauptete, unter Drogen gesetzt worden zu sein. Linda hatte ihm Whisky gegeben, sicher hatte sie etwas hineingemischt.

Als sie ihm den Mitschnitt vorspielte, den sie von Linda Stene erhalten hatte, lauschte er mit einem Ausdruck starken Unbehagens im Gesicht. Kajsa hatte gesehen, wie die Überraschung in seinem Blick von Resignation und dann von purer Verzweiflung abgelöst wurde. Das alles hatte echt gewirkt, aber lag es daran, dass er unschuldig oder dass er entlarvt war?

33

Svein Hauges Frau, Bitten Nilsen, wirkte erstaunlich unberührt, als Karsten Kjølås und Even Runde sie in ihrem Haus in Asker aufsuchten. Sie machte einen kühlen Eindruck, mit den langen blonden Haaren, die sie im Nacken zu einem straffen Knoten gebunden hatte. Wie um ihre Selbstbeherrschung zu betonen, trug sie ein schlichtes Kleid in einem kalten Blauton, der zu ihren Augen passte.

»Es hat fast anderthalb Tage gedauert, bis Sie Ihren Mann als vermisst gemeldet haben. Weshalb?«, fragte Even.

»Wir hatten uns gestritten«, sagte sie. »Und er hat sich verhalten wie immer, ist wütend davongestürzt. Ich bin dann schlafen gegangen. Wir haben getrennte Schlafzimmer. Am nächsten Morgen war er nicht im Haus, aber ich dachte, er sei zur Arbeit gefahren, und ich habe erst abends reagiert, als er nicht nach Hause kam und ich ihn nicht erreichen konnte.«

»Dennoch haben Sie ihn erst am folgenden Morgen vermisst gemeldet.«

»Es passiert bisweilen, dass er nachts nicht nach Hause kommt. Ich dachte, er sei zu betrunken – oder wieder mit irgendeiner Nummer beschäftigt.«

»Nummer?«

»Mit irgendeiner Frau.«

»Soll das heißen, dass er fremdgegangen ist?«

»Ja.«

»Und ...« begann Even.

Sie fiel ihm ins Wort. »Es wäre nicht das erste Mal. Er trinkt zu viel, und dann ...« Sie zuckte resigniert mit den Schultern. »Wenn er so einen Ausrutscher hat, dann geht er immer in ein Hotel in der Stadt. Er ist da fast schon Stammgast, aber er war nicht dort, das habe ich überprüft.«

»Wir haben sein Auto beim Semsvann gefunden.«

»Ach?«

»Fährt er da häufiger hin? Das ist doch ziemlich weit von hier entfernt.«

»Er ist manchmal in der Gegend unterwegs, joggt, läuft Ski. Aber dazu war er nicht angezogen, und er ist erst spät aufgebrochen, es war doch nach elf.«

»Wie ist er mit den Vorwürfen gegen ihn umgegangen?«, fragte Karsten.

»Darüber haben wir nicht gesprochen.«

»Gar nicht?«

Sie schüttelte den Kopf.

»Glauben Sie, dass er freiwillig verschwunden ist?«

»Meinen Sie, dass er ... Nein, das würde er niemals tun. Er nimmt immer den Kampf auf. Aber vielleicht hat sich jemand gerächt: eine verlassene Geliebte, ein Ehemann oder Lebensgefährte, was weiß ich.«

Karsten musterte sie zwei Sekunden lang schweigend. »Sagen Sie, Sie wirken so ruhig. Machen Sie sich keine Sorgen um ihn?«

Sie erwiderte seinen Blick voller Überraschung. »Natürlich. Und wenn er ... sobald er wieder auftaucht, werde ich ihm verzeihen. Noch einmal.« Sie fuhr sich müde mit der Hand über die Augen, wirkte plötzlich doch bewegt. Dadurch sah sie milder und älter aus.

Karsten fing ihren Blick auf. Sie wandte sich ab.

»Glauben Sie mir, ich wünsche ihm nichts Böses«, fügte sie hinzu.

Karsten wusste nicht so recht, ob er ihr glaubte. Er ahnte irgendwo in dem tiefen Blau eine Kälte.

34

Karsten Kjølås und Even Runde wurden an der Rezeption des Senders Kanal 4 in Nydalen von der Sekretärin des Direktors empfangen, die mit ihnen zum Fahrstuhl ging und sie dann in den obersten Stock brachte. »Willkommen im Parkett«, sagte sie, als sie die Tür zu einem langen Gang mit Schiffsboden öffnete. »So nennen das die Angestellten«, erklärte sie und zeigte auf den Boden.

Hans Brunvoll erwartete sie zusammen mit der Personalchefin Inger Slettmo. Auf dem Tisch stand eine Platte mit Gebäck, die Sekretärin schenkte Kaffee ein, ehe sie den Raum verließ.

»Wirklich schrecklich, das alles«, sagte Brunvoll. »Haben Sie irgendeine Vorstellung, was Svein zugestoßen sein könnte?«

»Vorläufig halten wir alles für möglich«, erwiderte Karsten.

»Er ist hart im Nehmen, daran gewöhnt, unter Druck zu leben. Aber trotzdem ... Sie glauben doch wohl nicht, dass er ... dass er vielleicht ... Nun ja, Sie verstehen?«

»Wir glauben noch gar nichts«, sagte Karsten und bediente sich, als Slettmo ihm die Kuchenplatte hinhielt. »Aber wenn ein Mann, dem sexuelle Belästigungen vorgeworfen werden, plötzlich verschwindet, liegt es doch auf der Hand, dass man mit denen spricht, die mit den Untersuchungen zu tun haben«, sagte er und nahm einen Bissen.

»Was haben Sie bisher unternommen?«, fragte Even. Nun antwortete Inger Slettmo, die die Untersuchungen leitete. Bisher hatten sie noch keinerlei Ergebnisse, aber sie betonte, sie hätten keinen Grund, an der Darstellung der Frauen über die erwähnten Zwischenfälle zu zweifeln.

Karsten schaute auf seinen Block. »Ich habe das so verstanden, dass eine Frau eine Aussage von schwererwiegendem Charakter gemacht hat?«

»Ja«, antwortete Slettmo. »Das stimmt. Es geht um eine mutmaßliche Vergewaltigung, während es sich bei den anderen Vorwürfen gegen ihn um unpassendes Verhalten handelt, grobe Sprache, ungehörige und kränkende Kommentare sexueller Natur.«

»Wer ist angeblich vergewaltigt worden?«, fragte Even.

»Eine Frau aus der Nachrichtenredaktion.«

»Und wo soll das passiert sein?«

»Bei ihr zu Hause.«

»Wer ist sie?«, fragte Karsten. »Wir müssen mit ihr sprechen.«

»Das habe ich mir gedacht, deshalb haben wir schon mit ihr abgemacht, dass wir ihren Namen nennen dürfen. Sie heißt Linda Stene.«

»Und was hat Hauge zu diesen Vorwürfen gesagt?«

»Er streitet alles ab. Allerdings nicht, dass er bei ihr zu Hause war.«

»Aussage gegen Aussage«, fügte Brunvoll hinzu. »Es ist entsetzlich für die Kollegin, wenn es stimmt. Und wenn er falschen Anklagen ausgesetzt worden ist, ist es ebenso entsetzlich für Svein.«

»Aber wir haben keinerlei Zweifel am Wahrheitsgehalt von Lindas Erklärung«, sagte Slettmo mit einem scharfen Blick zu ihrem Chef hinüber.

»Und warum glauben Sie ihr?«, fragte Even.

Slettmo richtete sich auf. »Es gehört sehr viel dazu für eine

Frau in einem so asymmetrischen Machtverhältnis wie zwischen einer jungen Journalistin und ihrem obersten Vorgesetzten, eine solche Aussage zu machen. Und sie ist absolut glaubwürdig, eine überaus fähige Journalistin, und hat zudem eine Tonaufnahme von diesem Zwischenfall. Wir haben die an dem Tag erhalten, an dem Svein Hauge verschwunden ist.«

Karsten hob die Augenbrauen. »Diese Aufnahme würden wir uns gern anhören.«

»Ich bin der Meinung, die müsste Linda Ihnen selbst aushändigen«, sagte Slettmo. »Jedenfalls belegt der Mitschnitt, dass sie sich gegen Hauges ... wie soll ich das nennen ... Annäherungsversuche gewehrt hat.«

»Wie können Sie so sicher sein, dass es sich um Hauge handelt?«, fragte Even.

»Er hat es bei einer Besprechung morgens am Tag seines Verschwindens zugegeben. Aber er behauptet, es habe sich um eine Art vereinbartes Rollenspiel gehandelt.«

»Ach was?«, sagte Karsten. »Und was machen Sie jetzt?«

»Verdammt, wenn ich das wüsste!«, rief Brunvoll.

Inger Slettmo beugte sich ein wenig vor. »Uns geht es jetzt in erster Linie darum, herauszufinden, was mit Svein passiert ist«, sagte sie. »Haben Sie einen konkreten Grund zu dem Verdacht, sein Verschwinden könnte etwas mit den gegen ihn erhobenen Vorwürfen zu tun haben?«

»Wir haben überhaupt keinen Verdacht«, erwiderte Karsten. »Aber natürlich ist das einer der Aspekte, die wir untersuchen.«

»Wir müssen mit allen sprechen, die irgendwelche Vorwürfe gegen Hauge erhoben haben«, fügte Even hinzu.

Inger Slettmo streckte die Hand nach einem Ordner aus, der vor ihr auf dem Tisch lag, und schob ihn den Polizisten hin. »Ich habe eine Aufstellung der Dinge gemacht, die wir derzeit untersuchen, hier drin finden Sie weitere Einzelheiten und Informationen über die betreffenden Kolleginnen. Aber bitte, lassen Sie mir die Zeit, sie anzurufen und darauf vorzubereiten, dass Sie sich bei ihnen melden werden.«

»Ich muss heute Theodor aus der Kita holen«, sagte Even, als sie im Fahrstuhl standen.

»Das Leben schlägt neue Richtungen ein«, sagte Karsten lächelnd.

»Ja, er hat erst diese Woche dort angefangen«, sagte Even. Er schaute nachdenklich die Wand an.

»Spuck's aus«, sagte Karsten. »Woran denkst du?«

»Die Sache mit der Vergewaltigung. Mitschnitte sind bei so etwas doch eher ungewöhnlich. Linda Stene hat den Vorfall am fünfzehnten Mai gemeldet, das ist neun Tage her. Aber der Mitschnitt dieser mutmaßlichen Vergewaltigung ist erst vor zwei Tagen aufgetaucht, an dem Tag, an dem Hauge verschwunden ist. Ist es nicht ein bisschen seltsam, eine ganze Woche mit etwas zu warten, das ihre Darstellung unterstützt?«

35

Der Besprechungstisch im Osloer Polizeigebäude war voll besetzt, es war neun Uhr abends und damit etwas mehr als elf Stunden her, dass Svein Hauges Frau die Polizei informiert hatte. Die Suchmannschaften hatten sich bisher auf die Umgebung der Stelle konzentriert, an der beim Semsvann sein Auto gefunden worden war, und sie würden die Suche mit wärmeempfindlichen Kameras und Hubschraubern über Nacht fortsetzen. Die Befragungen der Frauen, die Klagen gegen Hauge eingereicht hatten, hatten ihnen nichts gebracht, was weitergeholfen hätte, aber mehrere dieser Frauen hatten kein Alibi vorzuweisen. Das galt auch für Lebensgefährten und Liebhaber von drei dieser Frauen und – nicht zuletzt – für Linda Stene, die behauptete, den Abend von Hauges Verschwinden allein zu Hause verbracht zu haben.

Anwesend bei dieser Besprechung war auch die Leiterin der Organisationseinheit für Ermittlungen und Informationsaustausch, Polizeiinspektorin Hilde Mosseng.

Nachdem sie den Vermisstenfall öffentlich gemacht und alle, die Hauge gesehen hatten, um Kontaktaufnahme gebeten hatten, war nur ein einziger Hinweis eingetroffen, dem sie mit Sicherheit Vertrauen schenken konnten: Ein Nachbar hatte gesehen, wie Hauge von zu Hause weggefahren war. Der Zeitpunkt stimmte mit den Aussagen von Hauges Frau überein. Vorläufig waren auch im Wagen keine Funde gemacht worden, die darauf hingewiesen hätten, dass er einem Verbrechen zum Opfer gefallen war.

Die Polizei hatte zu Kommunikationskontrolle gegriffen. Sie überwachten alle Telefongespräche zu Hause bei Bitten Nilsen für den Fall, dass irgendwer sich meldete und Forderungen für die Freilassung ihres Mannes stellte. Zwei Beamte hatten bei Kanal 4 einen Büroraum übernommen und den ganzen Tag damit verbracht, die Angestellten zu vernehmen. Sie hatten per E-Mail alle im Sender, die über wichtige Informationen zu verfügen glaubten, gebeten, sich bei ihnen zu melden. Zentral in den Ermittlungen standen die *MeToo*-Vorwürfe, aber sie wollten auch feststellen, ob es zwischen Hauge und anderen Angestellten irgendwelche Konflikte gegeben hatte. Er hatte behauptet, bei Linda Stene an einer Art sexuellem Rollenspiel beteiligt gewesen zu sein – es war nicht unvorstellbar, dass er auch mit anderen ihm dienstlich Unterstellten Verhältnisse eingegangen war. Wie die meisten anderen Nachrichtenredakteure war auch er mehrmals in Verbindung mit irgendwelchen Nachrichtensendungen bedroht worden, keine dieser Drohungen war jedoch bei der Polizei angezeigt worden.

Alle, mit denen die Beamten sprachen, betonten, dass er ein überaus fähiger Redakteur sei, aber es lag zwischen den Zeilen, dass er als Mensch nicht besonders beliebt war. Der Eindruck, den mehrere hinterließen, war, dass bei den Angestellten eine Art Angstkultur herrschte und dass diese vor allem durch Hauges Auftreten entstanden war. Auch die Behauptung seiner Frau, dass er zu Seitensprüngen neigte, war ein Thema für die Ermittler, und mehrere Kolleginnen und Kollegen konnten das von seiner Frau erwähnte Alkoholproblem bestätigen.

»Wir sind also einer Antwort auf die Frage, was mit Svein

Hauge passiert ist, nicht näher gekommen«, sagte Karsten. »Es gibt keine Anzeichen dafür, dass er einen Unfall hatte, die Fragen, die wir deshalb weiterhin stellen, sind: Hat er sich das Leben genommen? Wenn nicht, und wenn er einem Verbrechen zum Opfer gefallen ist, hat das mit den aktuellen Vorwürfen zu tun? Mit Konflikten im Sender? Mit seinem Privatleben? Den Seitensprüngen?«

Karsten sah, dass Evens Telefon aufleuchtete. Even schaute auf das Display und hielt das Telefon für Karsten hoch, als Zeichen dafür, dass er diesen Anruf annehmen musste. Karsten nickte, und Even verließ den Raum.

Hoffentlich kam der Anruf von Interpol.

Die eingeholten Teledaten belegten, dass Hauge um 23.14 Uhr eine Mitteilung von einer ausländischen Nummer erhalten hatte. Zu diesem Zeitpunkt war er zu Hause gewesen. Das konnte bedeuten, dass Hauge unmittelbar nach Erhalt des Anrufs von dort aufgebrochen war, vielleicht, um sich mit jemandem zu treffen. Um 23.40 Uhr war sein Mobiltelefon von einem Sendemast in Asker registriert worden, und es hatte sich in dieser Gegend aufgehalten, bis es um 00.15 Uhr aufgehört hatte, Signale auszusenden. Der Sendemast bediente einen großen Bezirk, und es war unmöglich, den Suchbereich auf einen Radius von weniger als fünf Kilometern einzugrenzen. Sein Wagen war innerhalb dieses Bereichs gefunden worden. Die ausländische Mobilnummer war auf einen Mann namens Nick Fairchild in Brisbane, Australien registriert. Das Telefon war ausgeschaltet, und über Interpol hatten sie die australischen Kollegen gebeten, Kontakt zu diesem Fairchild aufzunehmen.

Even kehrte zurück und nickte Karsten zu. »Das war Interpol«, bestätigte er und blieb hinter seinem Stuhl stehen, ernst und mit einem seltsamen, leicht verwirrten Gesichtsausdruck.

»Was haben sie gesagt?«, fragte Karsten ungeduldig.

»Nick Fairchild ist nicht in Norwegen, er ist zu Hause in Australien. Das auf seinen Namen registrierte Mobiltelefon hat jemand anders. Er hat ausgesagt, dass er es einem Freund geliehen hat, der bei ihm gewohnt hat – bis dieser Freund vor etwas mehr als sieben Wochen nach Norwegen zurückgereist ist, weil er krank war.«

»Was?«, fragte Beth verdutzt.

Even nickte. »Andreas Biterud.«

36

Karsten unterbrach die Besprechung, um zu überlegen, wie er die weiteren taktischen Ermittlungen angehen sollte.

Er bat Even Runde und Beth Ross, die Bilder vom Biterud-Hof zu holen, und als es auf zehn Uhr zuging, war das gesamte Ermittlungsteam abermals versammelt.

Aus den Erklärungen der australischen Kollegen ging hervor, dass sich Andreas Biterud und Nick Fairchild zwei Jahre zuvor in einer Kneipe kennengelernt hatten und dass Andreas, der damals wohnungslos gewesen war, in Nicks Haus ein Zimmer mieten konnte. Nick Fairchild hatte ausgesagt, er habe seinem Freund mit Geld für den Flug zurück nach Norwegen ausgeholfen und ihm bei seinem Aufbruch das Mobiltelefon mitgegeben.

Karsten zeigte Bilder von Wohnhaus und Scheune auf dem Biterud-Hof und lieferte einen detaillierten Bericht über die dort gemachten Funde.

»Andreas Biterud lebte längst nicht mehr, als Hauge diesen Anruf bekam. Er kann das Telefon sonst wo weggeworfen haben, und sonst wer kann es gefunden haben. Aber er könnte es auch jemandem gegeben haben. Es ist möglich, dass Biterud einen Komplizen hatte, der das Telefon benutzt hat.«

»Und es besteht keinerlei Verbindung zwischen den Spuren in der Scheune und Svein Hauge?«, fragte Hilde Mosseng.

»Nein, aber wir müssen seine Frau fragen, ob er sich in letzter Zeit irgendwelche Verletzungen zugezogen hat, vor allem

Messerschnitte. Wir müssen sein DNA-Profil mit dem Blut aus der Scheune vergleichen«, erwiderte Karsten. »Wir haben um eine Übersicht aller Aktivitäten des australischen Telefons gebeten, seit Andreas Biterud Anfang April in Norwegen eingetroffen ist. Eine weitere zentrale Frage ist, ob Svein Hauge und Andreas Biterud miteinander bekannt waren.«

37

Freitag, 25. Mai

»Nein, ich werde nicht in Hauges Fall nachforschen«, sagte Kajsa. »Karsten leitet die Ermittlungen. Wir müssen abwarten und sehen, was passiert, ob die Polizei etwas findet, was relevant ist für ...«

Gro Tandstad fiel ihr ins Wort: »Und was, wenn er ermordet worden ist, Kajsa? Das ist eine echte *true crime story*, und sie kann mit den anderen Vorwürfen zu tun haben.«

Sie saßen in Gros Büro bei PUNKTUM und planten ihr weiteres Vorgehen bei der *MeToo*-Dokumentation, jetzt, wo Svein Hauge als vermisst gemeldet worden war.

»Du denkst wohl nur noch an *true crime*«, sagte Kajsa mit leicht resignierter Miene.

»Hauge verschwindet, unmittelbar nachdem schwerwiegende Anklagen gegen ihn vorgebracht worden sind und eine Tonaufnahme aufgetaucht ist, auf der er offenbar eine Angestellte beim Sender vergewaltigt. Wenn sein Verschwinden etwas damit zu tun haben sollte, dann bist du«, sie zeigte mit dem Kugelschreiber auf Kajsa, »allen anderen von der Presse meilenweit voraus. Natürlich müssen wir die Ermittlungen im Auge behalten.«

»Und was ist mit der ›Hof des Todes‹-Dokumentation? Soll ich die fallen lassen?«

»Auf keinen Fall! Der unaufgeklärte Mord an Kari Biterud, der Sohn, der nach vielen Jahren heimkehrt, todkrank ist und sich das Leben nimmt, das ist guter Stoff. Und vielleicht kann die Doku zu neuen Hinweisen über den Mord an der Mutter führen. Aber in den nächsten Tagen müssen wir uns auf Hauge konzentrieren. Jetzt ist die Sache heiß, und wir dürfen die Spur nicht verlieren.«

Kajsa seufzte. »Karsten wird es gar nicht gefallen, dass ich ihm schon wieder ins Handwerk pfusche.«

»Den Kontakt zur Polizei übernehme ich, ich habe schon einen zusätzlichen Fotografen angeheuert, um die Ermittlungen zu dokumentieren. Du kannst in Hauges Leben graben, Hintergrund und Kindheit, Karriere, Privatleben und so weiter«, sagte Gro. »Du recherchierst weiter auf dem Hof und sprichst mit Leuten, die Andreas Biterud und seine Mutter gekannt haben, wenn du zwischendurch noch Zeit hast.«

Gro stand auf, ließ ein wenig die Schultern kreisen. Dann lächelte sie: »Stell dir mal vor, wenn *MeToo* das erste Todesopfer gefordert hätte, bei einem Fall, wo wir das beste Material haben?«, fragte sie, dann ging ihr auf, was sie gesagt hatte, und sie hob die Hände. »Sorry.«

38

Svein Hauge war zwei Kilometer vom Biterud-Hof entfernt aufgewachsen und hatte dieselbe Grundschule besucht wie Andreas Biterud. Aber Hauge war drei Jahre älter, sie waren also nicht gleichzeitig dort gewesen. Bisher hatte die Polizei keinerlei Hinweise darauf gefunden, dass sie einander gekannt hatten. Eine DNA-Probe von Hauges Zahnbürste war mit der DNA von Blut und Haaren aus der Scheune verglichen worden – und es stellte sich heraus, dass nicht Hauge in der Scheune misshandelt worden war.

»Karsten!«

Karsten saß in seinem Büro und hörte, wie Even draußen auf dem Gang seinen Namen rief. Gleich darauf stand Even in der Tür und wedelte mit einem Blatt Papier herum. »Gerade ist die Liste über Andreas Biteruds Telefonaktivitäten angekommen!«

Er kam herein und legte die Liste vor Karsten auf den Tisch. »Hauge hat zwei Mitteilungen von Andreas Biteruds Telefon erhalten, die eine am 13. April – als Andreas unseres Wissens nach noch gelebt hat – und die andere an dem Abend, an dem Hauge verschwunden ist. Aber schau her«, sagte er und zeigte auf eine andere Nummer.

»Was zum Teufel?«, rief Karsten. »Roar Brekk?«

»Ja, und der ist gleich mehrmals angerufen worden. Zwei Mal noch *vor* Andreas Biteruds Tod.«

»Und du meinst, dass ...?«

»Verdammt, Karsten, die Wunde auf seiner Stirn!«

»Das ist eine Vermutung und reicht nicht, um uns einen DNA-Test durchführen zu lassen.«

»Nein, ich weiß.« Even schob die Hemdsärmel bis zu den Ellbogen hoch und strich sich die halblangen Haare hinter die Ohren, um dann wieder eifrig auf die Liste zu zeigen.

»Aber sieh dir dieses Datum an, den 15. Mai. Brekk hat auch eine Mitteilung erhalten, als Andreas Biterud bereits tot war. Er war also in Kontakt zu der Person oder den Personen, die Svein Hauge am Abend seines Verschwindens angerufen haben.«

*

Brekk schickte einen Staatssekretär zur Rezeption und ließ Karsten und Even ausrichten, er sei leider sehr beschäftigt. Karsten antwortete mit einem angespannten Lächeln.

»Würden Sie bitte mit dem Fahrstuhl wieder in der Hierarchie nach oben fahren«, er zeigte an die Decke, »und dem Herrn Minister ausrichten, dass wir das leider nicht akzeptieren können?«

Der Staatssekretär starrte ihn an. »Darf ich fragen, worum es geht? Minister Brekk ...«

»Nein«, unterbrach ihn der noch immer lächelnde Karsten. »Das dürfen Sie nicht.«

»Aber ich bin ...«

»Wir sind nicht Ihretwegen hier, sondern wegen Brekk«, sagte Karsten und betonte den Namen, wie um zu unterstreichen, dass er dessen Titel fallen ließ. »Es duldet keinen Aufschub.«

Der Staatssekretär wirkte für einen Augenblick irritiert, doch dann drehte er sich um und ging zur Sicherheitsschleuse. Erst nach einer Viertelstunde kehrte er zurück, er war rot angelaufen.

»Sind Sie zusammengestaucht worden?«, fragte Karsten.

»Was? Äh ... Nein, Herr Brekk ... äh, der Minister, hat heute zwar ein strenges Programm, aber er kann Sie jetzt empfangen.«

Brekk erhob sich, als die zwei Polizisten hereingeführt wurden, lächelte höflich und bot ihnen die beiden Stühle vor dem Schreibtisch an. »Womit kann ich Ihnen behilflich sein?«, fragte er und schob einige Unterlagen auf seinem Schreibtisch herum.

Karsten erwiderte das Lächeln. »Kennen Sie Svein Hauge?«

»Ermitteln Sie in seinem Fall?« Brekk machte ein überraschtes Gesicht.

»Ja. Kennen Sie ihn?«

»Nein. Oder ... nicht mehr. Wir sind beide in Asker aufgewachsen, waren auf der Grundschule in einer Klasse. Aber dass ich ihn das letzte Mal gesehen habe, das muss jetzt über zwanzig Jahre her sein. Wir hatten auf dem Gymnasium unterschiedliche Hauptfächer und haben dann nach und nach den Kontakt verloren.«

Karsten beugte sich ein Stück vor. »Ich hoffe, Sie begreifen, dass wir diese Fragen stellen müssen, das ist unsere Aufgabe, und ab und zu können unsere Fragen unbegreiflich wirken. Aber wir dürfen nicht immer einen Grund nennen, aus Rücksicht auf den Stand der Ermittlungen.« Er hob die Hände. »Eine Vorgehensweise, die Ihnen als Chef Ihres Ministeriums natürlich gut bekannt sein dürfte.«

Brekk nickte.

Even zog ein Blatt Papier aus der Jackentasche und legte es auf den Tisch.

Brekk beugte sich vor und sah es an. »Was ist das?«

»Das«, antwortete Even, »sind die Aktivitäten auf einem australischen Mobiltelefon. Wie Sie sehen, sind nur wenige Mitteilungen verschickt worden.« Er zeigte darauf. »Das dort ist Ihre Nummer, der Apparat, den Sie hatten, ehe Sie Minister wurden und das neue Diensttelefon erhielten, und das hier ...« Er tippte mit dem Finger auf die Zeile darunter, »... ist die Nummer von Svein Hauge.«

Brekk wirkte für einen Moment verwirrt, dann fasste er sich und sah die beiden fragend an.

»Am 10. April, am 16. April und am 15. Mai haben Sie von diesem Telefon aus Mitteilungen erhalten«, sagte nun Even. »Drei Nachrichten von derselben Nummer.«

»Na und?« Brekk runzelte die Stirn. »Doch, wo Sie das sagen, erinnere ich mich dunkel, aber ich habe sie in der üblichen Hektik sicher gelöscht. Das mache ich immer.«

»Dürften wir einen Blick auf Ihr Telefon werfen?«

Brekk seufzte. »Natürlich«, sagte er, zog ein Mobiltelefon aus seiner Jackentasche, entsperrte es. Karsten sah, dass auf Brekks Schreibtisch ein weiteres Telefon lag.

Even überprüfte die Mitteilungen. »Nichts«, sagte er. »Wissen Sie noch, worum es in den Nachrichten ging?«

»Das Übliche. Dass ich ein Trottel bin, dass ich mich nicht sicher fühlen sollte, dass ich in der Hölle brennen werde, dass ich mich umbringen soll. Nichts Neues.«

»Warum haben Sie das nicht angezeigt?«

»Wissen Sie, wie viele solche Mitteilungen wir Politiker erhalten? Mir ist das egal. Aber wer hat sie geschickt, was meinen Sie?«

»Andreas Biterud. Sagt Ihnen der Name etwas?«

Brekk schaute an die Decke und biss sich auf die Unterlippe. »Andreas Biterud?«, wiederholte er nachdenklich. »Kann ich diesen Namen kürzlich gehört haben?«

»Andreas Biterud ist der Mann, der auf einem stillgelegten Hof in Asker tot aufgefunden wurde. Im Lensmannsvei.«

»Ah, jetzt erinnere ich mich. Nein, den habe ich nicht gekannt. Nicht dass ich wüsste jedenfalls. War er in meinem Alter?«

»Drei Jahre jünger als Sie.«

»Tut mir leid«, sagte Brekk und schüttelte den Kopf.

Karsten erhob sich. »Sie sind Justizminister«, sagte er. »Unser oberster Vorgesetzter. Wir ermitteln in einem Fall, wo ein alter Schulkamerad von Ihnen verschwunden ist. Außerdem haben Sie – und Hauge – Mitteilungen von der Person erhalten, die derzeit Biteruds Telefon benutzt. Wenn Sie etwas wissen, das uns helfen kann, Hauge zu finden, dann sollten Sie es jetzt sagen.«

Brekk schüttelte den Kopf. »Ich bedaure, aber ich kann Ihnen leider nicht helfen.«

Er hob die Hände und öffnete dann die Tür. »Das mit Svein ist schrecklich, und ich wünschte wirklich, ich könnte behilflich sein.«

Karsten blieb in der Türöffnung stehen und sah ihn an. Brekk wirkte aufrichtig besorgt.

»Ich hoffe, Sie melden sich, wenn Sie weitere Mitteilungen oder Anrufe von dieser Nummer erhalten.«

Brekk nickte mit ernster Miene. »Natürlich.«

»Ich habe dem PST schon mitgeteilt, dass Sie rund um die Uhr Personenschutz haben müssen«, sagte Karsten. »Wir haben Grund zur Annahme, dass Sie in Gefahr sein können.«

39

Schon früh im Leben hatte Svein Hauge verstanden, dass er weitaus mehr Schmerzen ertragen konnte als die meisten anderen Menschen, die er kannte. Bereits im Alter von sechs oder sieben Jahren hatte er mit Sport angefangen, erst Fußball, dann Leichtathletik. Mit einem eisernen Willen, der ihm bei anderen Jungen seines Alters so gut wie niemals auffiel, hatte er sich durch Kraft- und Ausdauertraining gequält. Als Erwachsener begriff er, wie wichtig dies für ihn gewesen war. Der Sport war eine Art Ventil gewesen, eine Möglichkeit, sowohl Aggressionen abzubauen als auch Erfolg zu haben. Mit siebzehn wurde er norwegischer Jugendmeister auf der 800- und der 1500-Meter-Strecke. Er wusste natürlich, weshalb er ein so guter Sportler geworden war: Am wichtigsten war es, die Messlatte für das, was er ertragen konnte, immer ein Stückchen höher zu legen. Es war eine besondere Form von Genuss, den Körper über jene Grenze zu treiben, an der das ganze System – Muskeln, Herz und Gedanken – zu kollabieren drohte. Sowohl im Training als auch bei Wettkämpfen setzte er sich selbst stark unter Druck, fast jeden Tag in seiner Jugend erbrach er sich vor Erschöpfung. Das Gefühl war mit einer Ejakulation vergleichbar. Den Magen zu entleeren war ein Genuss, der dem eines Orgasmus in nichts nachstand. Deshalb war er besessen vom Training, es war ein geradezu berauschendes Gefühl.

Eine Knieverletzung, die sich in einen chronischen Zustand

verwandelte, als er neunzehn war, verhinderte für einen längeren Zeitraum das Training und bereitete dem Traum von der Sportlerkarriere ein Ende, obwohl er kurz zuvor in die Nationalmannschaft aufgenommen worden war. Wenngleich seine Zeit als aktiver Sportler inzwischen schon lange zurücklag, zwang er sich doch weiterhin, diese besagte Grenze zu überschreiten, wenn er joggte oder Ski lief. Tatsächlich hatte er in den letzten Jahren immer öfter darauf zurückgegriffen, nachdem seine Ehe mit Bitten in eine Schieflage geraten war. Denn auch ohne ihre Mitwirkung konnte er ein Gefühl äußerster Befriedigung erlangen. Abgesehen davon gab es andere Frauen – doch die interessierten ihn eigentlich nur, weil er die Jagd nach Frauen liebte und Bestätigung dafür suchte, dass er noch immer begehrt war. Die Frauen waren seit eh und je auf ihn geflogen, schon in ganz jungen Jahren, und eigentlich konnte er sich an keine erinnern, die ihn abgewiesen hatte.

Jetzt dachte er nur an Bitten. Sie war so unwiderstehlich gewesen, so witzig und warmherzig, als er ihr zuerst begegnet war. Wann war sie so bitter und kalt geworden? War er dafür verantwortlich? Neulich hatte sie abends von einem Film gesprochen, den sie gesehen hatte. Er handelte von einem älteren Ehepaar. Die beiden lebten ein für ihre Generation stereotypes Leben, sie hatte sich um das Haus und die Kinder gekümmert, er hatte eine halbwegs gute Karriere als Banker hingelegt. Bitten hatte nichts weiter von der Handlung des Films berichtet, nur das erzählt, woran sie sich später erinnerte, dass nämlich der Ehemann über vierzig Jahre jeden Freitagabend mit Blumen nach Hause gekommen war und seiner Frau gesagt hatte, dass er sie liebte. »Das hast du noch nie zu mir gesagt«, hatte Bitten hinzugefügt. »Dieses Wort hast du nie ausgesprochen. ›Liebe‹.« Wenn sie solche Seitenhiebe austeilte, lag immer etwas Gekränktes in ihrem Blick. Er hatte ihre Vorwürfe so satt, einer folgte auf den anderen, und stets wurden sie mit diesem harten, anklagenden Gesichtsausdruck vorgetragen. Als sie ihm jedoch von dem Film erzählt hatte, war ihr Ausdruck ein anderer gewesen: eine Art schmerzliches Empfinden oder auch Resignation, wie er jetzt dachte. Er hatte ihr bloß den Rücken zugekehrt, hatte nicht gewusst, was er darauf antworten sollte. Doch als er nun in diesem Gestank aus Dreck und Angst lag und dabei ihr Gesicht vor sich sah, wünschte er, sich in dieser Situation anders verhalten zu haben.

Wie lange er hier nun schon gefesselt lag, wusste er nicht. Seine Augen waren verbunden, weshalb er nicht sagen konnte, ob es Tag oder Nacht war. Sein Körper lag in derart strammen Fesseln, dass er den Kopf nur wenige Millimeter zu jeder Seite bewegen und sein Kinn nur so weit nach oben recken konnte, dass die festgezurrten Seile um seinen Hals das Atmen gerade noch erlaubten.

Dann hörte er, wie sich eine Tür öffnete und Schritte näher kamen, niemand sagte etwas, jemand stand völlig still, ganz dicht neben ihm, glaubte er. Etwas war anders, die Atemzüge wirkten leichter.

War das eine andere Person?

Ein paar kurze Sekunden verspürte er Hoffnung.

Jemand hatte ihn gefunden, jemand war gekommen, um ihn zu retten.

Aber nichts passierte. Die Person verhielt sich völlig ruhig. Er versuchte, sich zu bewegen, wollte schreien: Hilf mir! Doch er konnte nur ein paar jämmerliche Laute ausstoßen. Er lauschte. Wusste nicht, worauf er wartete. Eine hilfreiche Hand vielleicht, die ihm das Klebeband vom Mund riss, die Seile durchschnitt und ihn befreite.

Hilf mir!, flehte er in sich hinein. Ich sterbe hier in meiner eigenen Scheiße.

Er glaubte, ein schwaches Seufzen oder vielleicht einen schnellen Atemzug zu hören, bevor die Schritte sich wieder entfernten. Geh nicht!, schrie er wortlos. Ich will nicht sterben! Hilf mir!

Die Tür schloss sich wieder.

40

»Nein, was für ein Zufall. Kajsa!«

Kajsa legte zwei Tragetaschen in den Kofferraum und drehte sich zu der Frau um, die auf den nebenan geparkten Wagen zutrat. Sie war eine von Kajsas ehemaligen Lehrerinnen an der Gesamtschule.

»Hallo, Sonja, wir haben uns ja lange nicht gesehen!«, sagte Kajsa und ging zu der älteren Frau.

»Tja, das muss fast zwanzig Jahre her sein«, erwiderte Sonja Hansen. »Wie geht es dir denn? Bist du wieder nach Asker zurückgezogen?« Kajsa begriff, dass die andere ihren Werdegang verfolgt haben musste. Es kam häufig vor, dass Leute, die sie in all den Jahren nicht gesehen hatte, eine Meng über sie wussten.

Kajsa nickte. »Ja, mein Lebensgefährte und ich sind zurück. Und wie geht es dir? Arbeitest du noch?«

Sonja Hansen berichtete, dass sie vor drei Jahren pensioniert worden war, aber manchmal an der Gesamtschule Solvang Vertretungen übernahm. Sie lebte noch immer in dem Haus neben dem Hotel Sem Gjestegård, ganz in der Nähe von Skaugum, der Residenz des Kronprinzenpaars.

Sonja war noch genauso, wie Kajsa sie in Erinnerung hatte – abgesehen von den Haaren, die ganz weiß geworden waren, aber immer noch zur gleichen Pagenfrisur geschnitten waren. Auch ihr herzliches Lächeln war noch das gleiche, genauso wie der offene, aber scharfe Blick aus ihren braunen Augen. Sie hatte Norwegisch und Sozialkunde unterrichtet und war außerdem diejenige gewesen, die Kajsa jenen ersten Samen der Neugier und des gesellschaftlichen Engagements eingepflanzt hatte, die sie letzten Endes dem Journalismus nahegebracht hatten.

Kajsa machte eine Bemerkung über Sonjas gutes Aussehen.

»Nun, ich arbeite hart dafür«, entgegnete sie mit einem kleinen selbstironischen Lächeln. »Ich gehe viel spazieren und lese dicke Bücher. Und seit Ragnar in Rente gegangen ist, pflanzt er so viel Gemüse im Garten an, dass ich mir schon fast wie eine Zwangsvegetarierin vorkomme.«

»Wie geht's denn dem alten Schnüffler?«

»Ragnar geht es gut, aber der Polizeiberuf liegt ihm noch immer im Blut. Dürfte dir ja bekannt vorkommen, schließlich lebst du auch mit einem Polizisten zusammen, oder?«

Kajsa nickte und lächelte. Sonja wusste wirklich gut Bescheid.

Die alte Lehrerin erzählte, dass das Hobby ihres Mannes – abgesehen von der Arbeit im Garten und im Treibhaus – aus der Beschäftigung mit alten, ungelösten Kriminalfällen bestand. »Soll er ruhig machen, das hält ihn auf Draht«, sagte sie wohlwollend und deutete mit dem Finger auf ihren Kopf.

»Vielleicht könnte ich mich mal mit Ragnar unterhalten«, entgegnete Kajsa. »Die Produktionsgesellschaft, mit der ich zusammenarbeite, interessiert sich für eine Dokumentation über ungelöste Kriminalfälle.«

»Komm einfach vorbei, das wäre schön. Wir haben ja schon mitbekommen, dass du in das eine oder andere dramatische Ereignis involviert warst. Apropos dramatisch, ist es nicht furchtbar, dass Svein Hauge verschwunden ist? Du kanntest ihn doch, oder?«

»Ja, wir haben bei Kanal 4 zusammengearbeitet«, bestätigte

Kajsa. »Außerdem waren wir auf derselben Schule. Aber damals hatte ich keinen Kontakt zu ihm.«

»Ich war auch seine Lehrerin. Ich hatte viele Schüler, aus denen später Berühmtheiten wurden«, sagte Sonja Hansen und lächelte. »Nicht nur dich.«

»Ach ja?«

»Ja, auch unseren neuen Justizminister.«

»Roar Brekk?«

»Ja. Er und Svein sind in dieselbe Klasse gegangen, die haben in ihrer Kindheit ständig zusammengehangen.«

»Ich kann mich an beide erinnern, wusste aber nicht, dass die so gut befreundet waren.«

»Doch, doch. Die sind beide in den Reihenhäusern in Nedre Frydendal aufgewachsen. Tüchtige und nette Jungs, alle beide. Allerdings etwas, wie soll ich sagen ... etwas wild.«

Sonja Hansen öffnete die Autotür und stellte ihre Handtasche auf den Beifahrersitz. »Ich hoffe, dass Svein wohlbehalten wieder auftaucht. Ich kann gar nicht schlafen, wenn ich an so etwas denke, weißt du. Ich kann mich an alle meine Schüler erinnern, aber für einige trägt man eine besondere Verantwortung.«

»Gehört Hauge dazu?«

»Er hatte es zu Hause nicht so leicht. Seine Mutter war alleinerziehend und ...«, Sonja zögerte kurz, fuhr dann aber fort, »... sie hatte Probleme mit Alkohol, bekam auch Sozialhilfe. Svein hatte nur selten ein Butterbrot dabei, um es mal so zu sagen. Mitunter allerdings hat so ein Mangel an Fürsorge auch den umgekehrten Effekt, dann werden Kinder erst recht stark und zielbewusst. Er hat Leichtathletik betrieben, war ein guter Läufer, soweit ich mich erinnere. Die Mädchen haben ständig an ihm geklebt.«

»Und aus was für einer Familie kommt Roar Brekk?«

»Ach, das waren ganz normale Leute. Die Mutter hatte ein Bekleidungsgeschäft in Asker und der Vater hat bei dieser Firma gearbeitet, die Pfandautomaten herstellt.«

»Du, was ganz anderes«, sagte Kajsa. »Hatte Ragnar was mit den Ermittlungen im Mordfall Kari Biterud zu tun?«

»Allerdings. Das ist auch so ein Fall, der ihn nicht loslässt. Und jetzt wurde auch noch Andreas tot auf dem Hof gefunden, wo seine Mutter starb. Ist das nicht schrecklich?«

Kajsa nickte und sah auf die Uhr. »Ich habe gerade etwas Zeit übrig. Passt es dir, wenn ich gleich mitkomme und mit Ragnar rede?«

»Aber natürlich. Fahr einfach hinter mir her.«

*

Ragnar Hansen war im Treibhaus. Sonja steckte den Kopf zur Tür hinein.

»Schau mal, wer hier ist«, sagte sie. »Kajsa Coren! Sie würde gern mit dir reden.«

Ein großer, schlanker Mann mit grauem Haar und Halbglatze kam in der Türöffnung zum Vorschein. »Ach, das ist aber nett«, sagte er. »Komm doch rein.«

Das Treibhaus war recht groß, etwa fünfzehn Quadratmeter. Die Sonne stand direkt über dem Glasdach, es war warm und feucht und roch nach Humus. In einer Ecke stand ein Tisch mit zwei Stühlen. Eine Pfeife lag im Aschenbecher. »Eben dachte ich, dass ein Kaffee jetzt genau das Richtige wäre.« Er blickte seine Frau fragend an.

»Würdest du uns vielleicht einen machen, Sonja?«

Sonja nickte, bewegte sich leichtfüßig über den Rasen und stieg die Treppe zur Glasveranda hinauf.

Ragnar Hansen war sichtlich stolz auf sein Treibhaus und zeigte Kajsa, was alles auf den Regalen rundum wuchs. »Das hier ist Tagetes«, sagte er und deutete auf ein paar kleine Schösslinge. »Wenn ich die in den Beeten auspflanze, hält es die Katzen aus der Nachbarschaft fern. Hier sind Tomaten. Und da haben wir Zucchini und Melonen.« Er zeigte auf verschiedene Kästen und Töpfe. »Gegen Ende des Sommers wachsen die so schnell, dass ich es hören kann. Na ja, fast jedenfalls«, fügte er mit einem kleinen Lächeln hinzu.

Nach einer Weile kam Sonja mit Kaffee und Kuchen zurück. »Ragnar«, mahnte sie. »Kajsa ist aber nicht hier, um sich über Botanik zu unterhalten.«

»Ach, nicht?«, fragte er gutmütig. »Ich habe übrigens deine Dokumentation gesehen, über die Vorgänge in der norwegischen Psychiatrie und diesen Vermisstenfall in Sunnmøre. Eine wirklich beeindruckende Arbeit hast du da geliefert.«

»Vielen Dank.«

Kajsa erklärte, dass sie sich für die Familie auf dem Biterud-Hof interessierte, insbesondere für den Mord an Kari. »Sonja sagte, du seist damals an den Ermittlungen beteiligt gewesen?«

Ragnar nickte. »Der einzige meiner Mordfälle, der nicht aufgeklärt wurde.«

»Kannst du mir was über die Ermittlungen erzählen?«

»Kari Biterud wurde Ende Oktober 2000 tot aufgefunden.«

»Und von wem?«

»Von einer Nachbarin.«

»Wie lange war sie zu dem Zeitpunkt schon tot?«

»Weniger als vierundzwanzig Stunden.«

»Hast du später noch weiter versucht herauszufinden, was mit ihr passiert ist?«

»Solche Fälle lassen einen nie ganz los. In letzter Zeit habe ich öfter wieder daran gedacht.«

»Nachdem ihr Sohn tot auf dem Hof gefunden wurde?«

Ragnar Hansen nahm einen Schluck Kaffee und nickte. Er ließ den Blick über das oberste Brett gleiten, auf dem die kleinen Plastiktöpfe mit Schösslingen standen. »Wir konnten kein Motiv finden, und es gab nur eine einzige technische Spur – ein wenig abgeschürfte Haut unter einem Fingernagel. Leider ließ sich daraus jedoch kein vollständiges DNA-Profil erstellen. Vor zwölf Jahren wurde ein erneuter Versuch vorgenommen, aber auch dieses Mal ohne Erfolg. War es ein Überfall? Hatte sie vielleicht etwas gehört oder gesehen, was sie besser nicht mitbekommen hätte? Wir konnten das nie beantworten. Leider.«

»Und es gab auch keine Zeugen, die jemanden in der Nähe des Hofs gesehen hatten?«

»Nein, wir sind von Tür zu Tür gegangen und haben herumgefragt. Wir haben von dem Zeitpunkt, an dem sie zuletzt lebend gesehen wurde, alle Bewegungen in der Nähe des Hofs nachvollzogen, haben Nachbarn und Bekannte vernommen, die landesweiten Medien eingeschaltet und um Hinweise gebeten. Wir haben auf der Suche nach möglichen Konflikten oder Feindschaften ihr Leben gründlich durchleuchtet und ihre Aktivitäten der letzten Monate und Jahre zurückverfolgt. Wir haben alles getan, was wir tun konnten«, sagte Ragnar und strich mit der Hand über seine Bartstoppeln. »Jeden Millimeter des Hauses haben wir untersucht. Die Telefonrechnung war seit einigen Jahren nicht bezahlt, deshalb gab es leider keine Telefonverbindungen, die wir hätten überprüfen können. Das Ganze ist ein Rätsel. Ein wirklich furchtbares und völlig unverständliches Verbrechen an einer alleinstehenden, wehrlosen Frau.«

Kajsa erzählte, dass sie verschiedene Möglichkeiten prüfte, um eine Dokumentation über den »Hof des Todes« anzufertigen, und natürlich über Andreas und nicht zuletzt über den Mord an seiner Mutter. »Was hältst du davon?«

»Ich glaube, das wäre eine gute Idee. Ich habe irgendwo noch Unterlagen über den Fall Kari Biterud herumliegen. Ich kann sie gern raussuchen und dir vorbeibringen. Wir fahren übermorgen nach Italien, aber das schaffe ich bestimmt vorher noch.«

Kajsa sah auf die Uhr und stand auf. »Das wäre wirklich klasse. Und danke für Kaffee und Kuchen.«

Ragnar Hansen begleitete sie hinaus in den Garten, wo weiße Blüten an den Apfelbäumen hingen. In einem großen Beet wuchsen rote und gelbe Tulpen dicht an dicht.

Sonja kam von der Veranda herunter. »Schön, dass wir uns gesehen haben, Kajsa.«

»Das finde ich auch. Ach, was mir noch eingefallen ist: War Andreas Biterud eigentlich auch dein Schüler?«

»Das war er. Ein netter Junge, gut in der Schule.«

»Mit wem war er denn meist zusammen?«

»Im Lensmannsvei gab es ja eine ganze Bande gleichaltriger Jungen, aber am häufigsten war er wohl mit Rikard Jansrud unterwegs. Ja, und mit Ivar Samuelsen. Obwohl ... irgendetwas ist damals zwischen denen passiert. Ich weiß noch, dass Ivar und Rikard sich einmal geprügelt haben und dann von der Schulschwester verarztet werden mussten.«

»Ich habe Ivar Samuelsen neulich getroffen«, sagte Kajsa. »Er wohnt auf dem Nachbarhof, aber an Rikard Jansrud kann ich mich gar nicht erinnern.«

»Rikard ... noch einer, der zu Hause einiges durchmachen musste. Der Vater verließ die Familie früh, und dann hat seine

Mutter Birger Biterud geheiratet, der Andreas' und Astrids Onkel war. Ich glaube, er hat Rikard nicht so gut behandelt. Birger lebt jetzt im Pflegeheim in Storgården.«

»Und Ivar Samuelsen, was für ein Typ war er?«

»Ivar war der ruhige Typ. Gut in der Schule, aber etwas schüchtern. Sein Vater ist an Krebs gestorben, als Ivar vierzehn oder fünfzehn war. Das hat ihn damals sehr mitgenommen, aber schließlich ist doch was aus ihm geworden. Angeblich soll er einer der besten Pferdetrainer in ganz Norwegen sein.«

»Ja, das habe ich auch gehört. Aber weißt du, was damals zwischen Rikard und Ivar passiert ist?«

»Soweit ich mich erinnere, ging es um ein Mädchen. Kann gut sein, dass das was mit Astrid zu tun hatte, der Zwillingsschwester von Andreas.«

»Ich kann mich nur vage an sie erinnern ...«

»Ein wirklich süßes Mädchen, ruhig, ein bisschen schüchtern, gut in Handarbeit, und sie hatte eine phantastische Stimme, hat immer bei Abschlussfesten und auch zu Weihnachten in der Kirche gesungen. Ich bekam immer Gänsehaut.«

»Und dann wurde sie schwanger, hat ihr Kind verloren ...«

Sonja seufzte. »Ja, das war schrecklich. Sie war gerade sechzehn geworden und ging in die zehnte Klasse. Danach ist sie nicht zur Schule zurückgekommen.«

»War sie mit einem Jungen zusammen?«

»Soweit ich weiß, nicht.«

»Was ist mit Rikard Jansrud oder Ivar Samuelsen?«

»Nein, ich glaube, die waren nur Freunde.«

41

Eine Frau namens Nora Berglund hatte auf Kajsas Facebook-Post reagiert, mit dem sie um Tipps über *MeToo*-Vorfälle in der norwegischen Politik bat. Sie wollte nicht sagen, worum es ging, hatte aber Interesse an einem Treffen mit Kajsa.

Berglund war Stortingsabgeordnete gewesen, und Kajsa hatte sie vor einigen Jahren ein paarmal interviewt. Kajsa konnte sich am besten an ihre ersten Jahre als Abgeordnete erinnern: jung, engagiert und auf sympathische Art gewitzt und scharfsinnig – anders als viele ihrer Kollegen. Außerdem hatte sie sich als freundlich und gleichermaßen schlagfertig erwiesen. Ihre Partei hatte zweifellos große Erwartungen an sie, und viele betrachteten sie als aufsteigenden Stern. Dann aber hatte sie für eine lange Zeit ihr Mandat ruhen lassen müssen, aus Krankheitsgründen. Es hatte Spekulationen über eine Art Zusammenbruch gegeben. Als sie zurückkehrte, glitt sie in die Reihen der anonymen Hinterbänkler und war kaum noch in den Medien zu sehen. Berglund stammte aus Heggedal und hatte im Parlament den Regierungsbezirk Akershus für die Konservativen vertreten. Kajsa lud sie für ein Treffen in einem Café ein, aber Nora Berglund wollte lieber, dass Kajsa sie zu Hause aufsuchte.

Im selben Moment, in dem Kajsa vor dem Reihenhaus parkte, in dem Nora Berglund wohnte, kam sie heraus und setzte sich zu Kajsa in den Wagen. »Können wir irgendwohin fahren?«, fragte sie, und Kajsa begriff, dass Nora sie aus irgendeinem Grund nicht ins Haus bitten wollte. Als sie zu einer Kreuzung kamen, bat Nora sie, nach rechts abzubiegen. Sie fuhren auf ein größeres Gelände, auf dem Müllwagen standen sowie diverse Ausrüstungsgegenstände und Schrottteile herumlagen: der Greifarm eines Baggers, riesige Teile von Betonrohren, Container, große Abfallsäcke und Plastikbehälter.

Als Kajsa anhielt, sah sie, dass Nora weinte. »Tut mir leid«, schluchzte sie und schnäuzte sich die Nase in ein Papiertaschentuch. Sie holte tief Luft, knüllte das Taschentuch zusammen und hielt es fest umschlossen. »Ich hatte Angst. Es ist ... nicht leicht, darüber zu sprechen.«

»Nehmen Sie sich die Zeit, die Sie brauchen«, sagte Kajsa.

Nora schluckte ein paarmal und fing dann an zu reden: »Ich war so stolz, als ich 2009 ins Parlament gewählt wurde. Ein Traum, der in Erfüllung gegangen war«, sagte sie und zog ein frisches Taschentuch hervor. »Die erste Zeit war wirklich phantastisch, ich merkte, dass die Partei mir viel zutraute, obwohl ich noch so jung war.«

Sie schluckte und saß eine Weile schweigend da. Dann sagte sie: »Er war unverheiratet, charmant, belesen, erfahren, alle blickten zu ihm auf.«

Kajsa spürte ihren Puls leicht ansteigen, als Nora fortfuhr: »Viele schwärmten für Roar Brekk.«

Nora erzählte, dass Roar ihr geholfen hatte, sich im Parlament zurechtzufinden. Beide waren Mitglieder im Komitee zum Ausbau des Gesundheits- und Pflegewesens, ein umfangreiches und kompliziertes Feld. »Brekk hat mich unterstützt und in die Debatten geschickt. ›Du hast Talent‹, sagte er, ›du musst einfach nur die Chance ergreifen.‹ Er schenkte mir Vertrauen und gab mir Selbstsicherheit.«

Nora schnäuzte sich abermals. »Ein Jahr nach Beginn der Legislaturperiode sollten wir auf eine Dienstreise in die USA. Ich weiß noch, wie erwartungsvoll ich war, wie sehr ich mich darauf gefreut habe. Aber ...«, sie schaute aus dem Seitenfenster, »meine Träume wurden zerstört auf dieser Reise. *Ich* wurde zerstört.«

»Was hat er getan?«, fragte Kajsa nach ein paar Sekunden der Stille.

»Er ...«, sie schluckte und trocknete ihre Augen, »er hat mich vergewaltigt ... in einem Hotelzimmer in New York.«

»Vergewaltigt?«

»Ja, vergewaltigt«, wiederholte Nora. »Ich weiß nicht, was ich mir gedacht hatte. Wir waren beide etwas betrunken, und als er mich fragte, ob wir in seinem Zimmer noch was trinken wollten, habe ich Ja gesagt.«

»Haben Sie ... sich zu ihm hingezogen gefühlt?«

»Ja, ein wenig schon. Das gebe ich zu.«

»Was ist passiert?«

»Zu Beginn war er sehr nett. Er kann ja wirklich charmant sein. Aber als ich seine Annäherungsversuche zurückgewiesen habe ... da ist er ausgerastet. Irgendwann hatte ich wirklich Angst um mein Leben. Es war, als ob es gar nicht nur um Sex ging, ich habe es ihm angesehen, wie er es genoss, mich zu misshandeln. Es machte ihn total an, als ich ihn anflehte, damit aufzuhören. Und am Tag danach ... war ich gezwungen zu lügen und sagte, ich sei beim Duschen in der Badewanne ausgerutscht. Ich hatte einen riesigen blauen Fleck unter einem Auge. Die anderen Spuren am Körper konnte niemand sehen.«

»Haben Sie sich dann nach dem Ereignis in New York krankschreiben lassen?«

»Ja. Nicht sofort, aber nach einiger Zeit bin ich zusammengebrochen und ... ich war danach ... ich war danach nicht mehr dieselbe.«

»Sie haben ihn nicht angezeigt?«

»Nein.«

»Hatten Sie es erwogen?«

»In der Zeit danach hatte ich eine wahnsinnige Angst, sobald er mich nur ansah. In seinem Blick schwang immer eine Drohung mit. Und dann setzte er dieses Nur-du-und-ich-wissen-was-los-ist-Lächeln auf. Wenn niemand es sah, manchmal sogar inmitten einer Sitzung, hat er sich die Lippen geleckt und mich dabei angestarrt. Manchmal dachte ich, dass ...« Nora verstummte mitten im Satz und betrachtete ihre Hände.

»Was denn?«, fragte Kajsa nach einer Weile. »Was haben Sie gedacht?«

»Dass er mein Leben so sehr zerstört hat, dass ich wünschte, ihm würde etwas Schreckliches passieren. Ich werde ihm niemals vergeben.«

Die beiden Frauen saßen schweigend nebeneinander. Der große volle Mond leuchtete weiß am Osthimmel und wirkte wie aus Papier gemacht.

»Haben Sie mit jemandem darüber geredet?«, fragte Kajsa.

»Damals nicht, inzwischen gibt es ein paar Menschen, die davon wissen. Mein Psychologe, meine Mutter und zwei Freundinnen.«

»Ich muss Sie das fragen ...«, sagte Kajsa, »aber Sie wissen, dass in solchen Fällen oft Aussage gegen Aussage steht. Für mich ist es schwierig, eine Geschichte zu erzählen, die nicht dokumentiert ist. Das kann ...«

Nora unterbrach sie. »Aber ich habe Beweise.«

»Tatsächlich?«

»Ja. Oder ... in gewisser Weise. Ich habe Fotos von meinem

Körper gemacht«, sagte sie. »Die sind auf meinem Computer gespeichert. Und dann das hier.« Sie zog ein Papier aus der Handtasche und reichte es Kajsa. Es war die Kopie einer Einzahlungsquittung über einhunderttausend Kronen auf Noras Konto. »Wer oder was ist Chips Holding?«, fragte Kajsa und zeigte auf den Namen des Kontoinhabers, der das Geld überwiesen hatte.

»Eine Gesellschaft auf den Cayman Islands.«

»Und?«

»Es ist unmöglich, herauszufinden, wem die gehört. Aber das Geld kam kurz nach dem Gespräch mit einem Anwalt, der ein Freund von Brekk ist. Er hatte mir diese Summe angeboten, sofern ich mich zurückhielte mit diesen ›grundlosen Anklagen, die einen unschuldigen Mann zerstören können‹, wie er sich ausdrückte. Hunderttausend für mein Schweigen, das war der Deal.«

»Und darauf haben Sie sich eingelassen?« Kajsas Frage klang vorwurfsvoller, als sie beabsichtigt hatte. »Ich meine …«

»Ich verstehe schon, dass Sie so reagieren«, sagte Nora. »Bevor ich ins Parlament gewählt wurde, hatte ich eine Ausbildung als Krankenschwester angefangen. Die musste ich natürlich an den Nagel hängen. Dann passierte … das. Ich wurde krankgeschrieben, habe mehrmals versucht, ins Parlament zurückzugehen, konnte es aber erst im vierten und letzten Jahr der Legislaturperiode. Ich wurde nicht wieder als Kandidatin aufgestellt, und damit war meine Karriere vorbei. Es war sehr schwer für mich, ich musste wieder von vorn anfangen. Das ist jetzt alles fünf Jahre her, und ich habe es nicht geschafft, auch nur irgendetwas zu tun, weder zu arbeiten noch zu studieren.«

Kajsa deutete auf das Datum der Einzahlungsquittung: »Es

ist noch nicht so lange her, dass Sie das Geld bekommen haben. Kurz bevor Brekk zum Minister ernannt wurde.«

»Glauben Sie, das ist Zufall? Er wollte wohl sichergehen, dass ich keine ›falschen Behauptungen verbreite‹, wie der Anwalt sagte. Vermutlich bekam er Panik, als *MeToo* auch in Norwegen ein Thema wurde. Und als er dann gefragt wurde, ob er Minister werden will, musste er sich natürlich absichern, dass ich nichts erzählen würde. Außerdem …« Sie hielt einen Augenblick inne. »Hunderttausend sind viel Geld für mich. Ich bin dreiunddreißig Jahre alt, arbeitslos und gesundheitlich angeschlagen. Nicht gerade ein tolles Leben. Und alles ist seine Schuld. Ich fand es in gewisser Weise nur gerecht, dass mir auch etwas zugutekommt, verstehen Sie?«

»Und wie denken Sie jetzt darüber?«

»Jetzt ärgert es mich, dass ich kein Rückgrat hatte, dass ich nicht dagegen angekämpft und ihn sofort angezeigt habe. Aber dann vergeht die Zeit … und alles wird nur komplizierter.«

»Die *MeToo*-Kampagne hat inzwischen ein anderes Klima geschaffen. Haben Sie seitdem noch einmal neu darüber nachgedacht?«

Das stärkste Motiv, um mit der Presse über etwas Unangenehmes reden zu wollen, war das Bedürfnis nach Rache. Kajsa war daher froh, als Nora schließlich antwortete.

»Es ist nicht in Ordnung, dass mein Leben zerstört wurde, während er immer weiter nach oben kletterte. Der Typ könnte eines Tages noch Ministerpräsident werden!«, ereiferte Nora sich. »Das *darf* nicht geschehen. Allerdings muss ich mir genau überlegen, ob ich damit an die Öffentlichkeit gehe. Ich weiß nicht, ob ich die Belastung aushalte.«

Kajsa nickte. »Dafür habe ich volles Verständnis. Aber da das

Geld nicht direkt mit Brekk in Verbindung gebracht werden kann, ist es umso wichtiger, dass Sie erzählen, wie Sie es erhalten haben. Das verleiht der Geschichte ein ganz anderes Gewicht.«

»Sie glauben mir also?«

»Ja, aber der Anwalt wird alles abstreiten. Und Brekk wird natürlich behaupten, dass Sie lügen. Also müssen wir es geschickt angehen: Sie müssen von dem Treffen mit dem Anwalt berichten – wann es war, wo es stattgefunden hat, was er gesagt hat, und dass das Geld kurz darauf auf Ihrem Konto einging. Ich brauche den Einzahlungsbeleg, die Fotos, die Sie von Ihrem Körper gemacht haben, und das Datum der Reise in die USA. Ich muss wissen, wer dabei gewesen ist, wo Sie gewohnt haben, alle Details. Schreiben Sie alles, woran Sie sich erinnern, auf, dann sehen wir weiter.« Kajsa legte eine Hand auf Noras Arm. »Ich werde Ihnen helfen. Haben Sie von dem Geld etwas angerührt?«

»Nein, nicht einen Øre. Für mich fühlt es sich an wie Blutgeld.«

Kajsa lächelte und klopfte ihr auf die Schulter. »Ich schätze, es wird Ihnen guttun, davon zu erzählen und endlich etwas dagegen zu unternehmen. Und Ihre Geschichte wird in den Korridoren der Macht ein ziemliches Spektakel verursachen.«

V

42

Samstag, 26. Mai

Jede Kontaktaufnahme mit den Ministern erfolgte über die Kommunikationszentrale des jeweiligen Ministeriums. Häufig endeten die Versuche bereits hier. Hatte man ein seltenes Mal das Glück, überhaupt einen Termin zu bekommen, konnte es mitunter eine Weile dauern, bis er tatsächlich zustande kam – es sei denn, der Minister oder die Ministerin sah es als dringende Notwendigkeit an, sich den Fragen der Presse unmittelbar zu stellen. Kajsa wusste, dass die offiziellen Kanäle nur wenige Chancen boten, den Justizminister ohne lange Wartezeit persönlich zu sprechen, aber es bestand durchaus die Möglichkeit, dass Roar Brekk noch sein altes Handy nutzte. Solange es den Sicherheitsanforderungen genügte und keinen Zugang zu sensiblen Informationen ermöglichte, war es nicht unüblich, ein altes Diensttelefon privat weiterzuverwenden. Seine Nummer hatte Kajsa seinerzeit, als sie als politische Journalistin aus dem Parlament berichtete, in ihrem Telefon gespeichert – und dort lag sie noch immer. Da sie beide – an den unterschiedlichen Enden des Informationsstroms – viele Jahre im Parlament gearbeitet hatten, kannten sie einander gut. Ob er jedoch den Anruf annehmen würde, war eine andere Frage.

Er meldete sich nach dem dritten Klingelton. »Brekk«, bellte er in den Hörer. Er schien gestresst zu sein.

»Hallo, hier ist Kajsa Coren.«

»Haben Sie nicht bei Kanal 4 aufgehört?«, fragte er.

»Allerdings«, erwiderte sie. »Aber ich arbeite noch immer als Journalistin.«

»Ach?«

Kajsa erzählte, dass sie seit einiger Zeit Dokumentarfilme herstelle und dass Brekks Name in Verbindung mit ein paar Recherchen aufgetaucht sei.

Am anderen Ende der Leitung blieb es ein paar Sekunden still. Versuchte er jetzt, seine Macht zu demonstrieren, oder war es Unsicherheit?, dachte Kajsa und wartete. Als er jedoch immer noch nichts sagte, fuhr sie einfach fort.

»Eine Dokumentation im Zusammenhang mit der *MeToo*-Bewegung.«

Brekk klang überrascht, als er sich schließlich äußerte. »*MeToo*? Weshalb rufen Sie mich dann an? Ich habe nichts mit solchen Vorfällen zu tun.«

Kajsa war klar, dass er das Gespräch nicht fortsetzen würde.

»Einen Moment, Sie sollten mich ausreden lassen«, sagte sie schnell.

»Sie haben zehn Sekunden.«

»Ich brauche nur fünf.«

Wieder wurde es still in der Leitung. Kajsa überlegte kurz und entschied sich dann: »Warum haben Sie eine Frau dafür bezahlt, über einen mutmaßlichen Übergriff zu schweigen?«

Zwei Sekunden vergingen. Kajsa meinte zu hören, dass Brekk nach Luft schnappte, ehe er auflegte.

43

Svein Hauge hörte das Geräusch einer sich öffnenden Tür und Schritte, die sich näherten. Kein Wort wurde gesagt. Plötzlich ein anderes Geräusch: Ein Klicken, dann ein neuer Geruch: Zigarettenqualm.

Er lauschte angestrengt. Er war nicht sicher, aber etwas an den Bewegungen, die er hörte, ließ ihn glauben, dass zwei verschiedene Personen zu ihm hereinkamen. Die eine blieb einfach an der Tür stehen und betrachtete ihn aus der Distanz, wie es schien. Die andere gab ihm zu essen und zu trinken. Wer waren sie?

Irgendwo hatte er einmal gelesen, dass man sich im Laufe einer Nacht über zwanzig Mal umdrehte. Der Körper brauchte die Bewegung. Er selbst hatte jetzt schon längere Zeit in ein und derselben Stellung verharren müssen, drei oder vier Tage, er wusste es nicht genau. Erst hatte es im Nacken geschmerzt, dann in den Bereichen, in denen der Körper Bodenkontakt hatte, besonders am Hintern und in den Schultern, doch nach einer Weile hatte er es nicht mehr gespürt. Dann breitete sich schließlich der Schmerz bis in die Muskulatur aus. Er bekam Krämpfe, gegen die er nichts ausrichten konnte, die Muskeln erschlafften und schliefen aufgrund der mangelnden Durchblutung ein. Ein Großteil der Beschwerden hatte inzwischen nachgelassen, er spürte nur noch wenig, fast so, als sei er gelähmt, es gab nur noch einen brennenden Schmerz unter der Haut am Hintern. Druckgeschwüre, dachte er. Das passierte, wenn man unbeweglich in seinen eigenen Ausscheidungen lag.

Er war müde, von den Schmerzen, vom Nachdenken, vom Hoffen. So müde, dass ihm langsam alles egal wurde.

Die Schritte kamen näher. Eine Hand löste seinen Gürtel, öffnete den Hosenschlitz, zog ihm die Hose herunter, dann die Unterhose.

Er gab einen unterdrückten Schrei von sich. Jetzt begriff er. Die Frage, worum es hier ging und weswegen er hier war, wurde beantwortet, als die glühende Zigarette immer und immer wieder seine Haut an der Stelle verbrannte, wo es am meisten wehtat.

44

Kajsa hoffte, dass Roar Brekk Kontakt aufnehmen würde, sobald er über alles nachgedacht hätte. Und tatsächlich: Zwei Stunden nach ihrem Anruf schickte er ihr eine SMS. Er wollte sie sofort bei sich zu Hause treffen. Es war kurz nach halb elf. Vermutlich ging er davon aus, dass sie bereitstehen und springen würde, sobald er hopp sagte. Kajsa schüttelte das unangenehme Gefühl ab und stand auf. Karsten legte gerade Wäsche in die Maschine.

»Ich bin mal kurz weg«, sagte sie.

»Um diese Zeit, an einem Samstagabend?«

»Ja, aber ich bleibe nicht lange.«

»Wohin gehst du?«

Nach den dramatischen Ereignissen, als sie während der Arbeit an »Die Frau, die verschwand« beinahe ums Leben gekommen war, hatte sie Karsten versprochen, vorsichtiger zu sein. Der psychische Druck, dem er ausgesetzt gewesen war, während alle nach ihr gesucht hatten, wirkte immer noch nach – das wusste sie. Wenn sie sich auch nur eine halbe Stunde verspätete, rief er an, um sich zu erkundigen, ob alles in Ordnung sei. Das hatte er früher nie getan. »Ich treffe mich mit dem Justizminister in seinem Haus in Jar«, sagte sie.

Sie trat in den Gang und zog sich eine Jacke an. Karsten kam hinter ihr her. »Wir hatten in letzter Zeit keine Möglichkeit zum Reden«, sagte er. »Falls du was Wichtiges über Hauge rausfindest, sagst du mir doch Bescheid, oder?«

»Aber natürlich.«

»Und Brekk? Was ist mit dem?«

»Ich muss mich bloß kurz mit ihm über etwas unterhalten. Wieso interessierst du dich für Brekk?«

»Das darf ich dir nicht sagen.«

»Du darfst mir nichts sagen, erwartest aber, dass ich dir alles erzähle?«

»Kajsa, also ...«

»Ich muss los. Brekk erwartet mich«, sagte sie und ging.

*

Karsten seufzte resigniert, als er die Tür hinter Kajsa ins Schloss fallen hörte. Er war sicher, dass Brekk bezüglich des Fahrradunfalls gelogen hatte. Konnte das irgendwie mit dem Hinweis zu tun haben, den Kajsa bekommen hatte? Gab es eine *MeToo*-Geschichte, in die er verwickelt war? Und hatte ihm deshalb jemand vielleicht eine Tracht Prügel verpasst? Karsten streckte sich und gähnte, er wollte früh zu Bett gehen, wusste aber, dass er nicht einschlafen würde, ehe Kajsa zurück war. Für gewöhnlich war sie die vernünftigste Person, die er kannte. Wenn sie bloß manchmal nicht so unbedacht handelte. Das Wort »Wachhund«, das manche Journalisten nutzten, um sich selbst zu beschreiben, passte perfekt zu ihr. Und wenn der Jagdinstinkt geweckt wurde, blieb die Vernunft ausgeschaltet.

*

»Das ist eine verdammte Lüge!«, fauchte Roar Brekk. »Ich hätte nicht gedacht, dass ausgerechnet Sie sich so leicht manipulieren lassen. Ich habe noch nie im Leben irgendjemanden bezahlt, um ihn davon abzuhalten, irgendwas zu sagen. Und übergriffig bin ich auch nie gewesen.«

Kajsa befand sich mitten im Wohnzimmer. Brekk stand mit hochrotem Kopf breitbeinig vor ihr. Der stets gut gekleidete und ordentliche Mann hatte Kaffeeflecken auf seinem weißen Hemd. Kajsa hatte ihn noch nie so erlebt, er war dafür bekannt, die Ruhe zu bewahren, egal, wie wild der Sturm um ihn herum tobte. Aus dem Blickwinkel seines Gegners konnte er manchmal sogar provozierend gelassen bleiben, fast schien es, als könnte er umso klarer denken und besser argumentieren, je mehr Druck auf ihn ausgeübt wurde. Doch als er plötzlich anfing, sich im Kreis um sie herum zu bewegen, verspürte Kajsa eine zunehmende Beklemmung. Sie musste daran denken, wie Nora Berglund diesen Mann beschrieben hatte. Dann jedoch erhöhte sich plötzlich ihr eigener Adrenalinspiegel. Was bildete er sich eigentlich ein? Glaubte er tatsächlich, sie so sehr erschrecken zu können, dass sie ihre Arbeit vergaß? Demonstrativ hob sie den Kopf. »Sind Sie bald fertig?«, unterbrach sie ihn, als er Luft holte.

»Ich lasse mir das nicht gefallen …«

»Sie haben recht«, unterbrach Kajsa ihn erneut.

Überrascht starrte er sie an. »Was haben Sie gesagt?«

»Dass Sie recht haben. Sie haben niemanden bezahlt.«

Sie merkte, wie er sich entspannte. Doch nur für einen Moment. »Das hat Ihr guter Freund und Rechtsanwalt Frank Johansen für Sie übernommen«, fügte Kajsa hinzu.

Brekk starrte sie aus schmalen Augen an.

»Ich glaube nicht, dass es noch mehr zu besprechen gibt«, sagte sie schließlich und wandte sich von ihm ab. Ehe sie wusste, wie ihr geschah, hatte er ihr eine Hand auf die Schulter gelegt und zwang sie, sich umzudrehen.

»Niemand wendet mir den Rücken zu«, sagte er. Er war jetzt wieder ruhig, ganz er selbst. Sein Blick war kalt wie Eis.

»Doch«, sagte Kajsa, »ich tue es.« Sie schüttelte seine Hand ab und trat auf die Haustür zu. Dann drehte sie sich noch einmal um. »Eigentlich steht in solchen Fällen immer Aussage gegen Aussage, aber ich habe den Einzahlungsbeleg der Bank und die Stellungnahme der betreffenden Frau. Und jetzt habe ich auch Sie gesehen – und wie Sie sich verhalten. Ich habe keinerlei Zweifel daran, wer von Ihnen beiden vertrauenswürdiger ist.«

*

Als Kajsa nach Hause kam, waren ein paar Freunde von Anders da. Thea hatte sich schon hingelegt, ebenso Karsten. Aber er war noch wach und zog sie an sich, als sie ins Bett kam.

»Wie ist es gelaufen?«

»Brekk ist nicht ganz normal.«

»Wir müssen uns unterhalten.«

»Tun wir das nicht gerade?« Sie legte das Gesicht an seinen Hals.

Karsten lachte leise auf. »Ich meinte eigentlich etwas formeller als im Bett.«

»Jetzt erzähl mir doch mal, wieso du dich so für Brekk interessierst.«

»Wir reden im Büro darüber. Even muss dabei sein, wenn ich mit dir spreche. Möglicherweise hast du ja Informationen, die nützlich für uns sein könnten.«

»Über Brekk?«

»Mhm. Und Hauge.«

»Ich glaube kaum, dass ich irgendwas weiß, was ihr nicht längst herausgefunden habt. Und das Einzige, was mich überrascht hat – abgesehen von der Tonaufnahme, aber die kennt ihr natürlich …«

»Du weißt davon?«, unterbrach Karsten sie erstaunt und stützte sich auf die Ellbogen. »Wie das denn?«

»Linda Stene hat sie mir geschickt.«

»Ach, hat sie das? Und was hältst du davon?«

»Klingt definitiv wie ein Übergriff.«

»Aber?«

»Ist es das wirklich?«

»Was hat Hauge zu dir gesagt?«

»Er bestreitet es, er sagt, es sei ein Rollenspiel gewesen.«

Karsten nickte, das Gleiche hatte Hauge im Rahmen der internen Überprüfung bei Kanal 4 geäußert.

»Er behauptet, dass Linda ihm etwas in den Whisky getan haben muss. Und er erinnert sich nicht daran, dass sie Sex hatten.«

»Drogen? Glaubst du ihm?«

»Ich habe mir die Aufnahme ganz genau angehört. Und für mich klingt es so, als sei das Ganze beendet worden, ehe es zu Sex gekommen wäre. Vielleicht ist ihm einfach die Luft ausgegangen.«

»Und du meinst, das passt zu der Aufnahme?«

»Ja. Was ein ganz neues Problem aufwirft: Hat Linda Stene ihn in eine Falle gelockt?«

»Aber weshalb sollte sie sich an ihm rächen wollen?«

»Es ist leicht nachvollziehbar, dass ihre Erlebnisse Spuren hinterlassen haben. Erst Ronald Kulø, der sexistische Sprüche geklopft hat. Danach musste sie noch lange Zeit mit ihm zusammenarbeiten, und Hauge hat alle Warnungen ihrerseits in den Wind geschrieben. Außerdem hat er es stillschweigend akzeptiert, dass Kuløs Kumpel sie auch weiterhin belästigt haben, nachdem er selbst gehen musste. Hauge hat sie so behandelt, als wäre sie das Problem. So etwas ist psychisch sehr belastend. Ich weiß, dass sie danach mehrmals krankgeschrieben war. Und doch ... Ich bin mir nicht sicher, wie stark getroffen sie wirklich ist. Unter der offenbar verletzlichen Oberfläche ist sie ziemlich stark.«

»Du wolltest noch etwas anderes sagen«, entgegnete Karsten. »Du hast gesagt: ›Und das Einzige, was mich überrascht hat – *abgesehen* von der Tonaufnahme‹ ...?«

»Ach so, das. Es hat mich überrascht, dass Brekk und Hauge in der Kindheit und auch später beste Freunde waren.«

»Sie sind in dieselbe Klasse gegangen, ja.«

»Woher weißt du das?«, fragte Kajsa verdutzt.

»Hm.« Karsten lächelte geheimnisvoll und beugte sich über sie. »Wollen wir ein Rollenspiel machen?«

Sie blickte ihn an, merkte, dass er sich abwartend verhielt. Dann strich sie mit der Hand über seine nackte Brust. »Ich möchte am liebsten ich selbst sein.«

»Ich auch«, sagte er.

45

Montag, 28. Mai

Ivar Samuelsen spritzte gerade die Vortreppe des Wohnhauses ab, als Kajsa vor dem Stall parkte. Er drehte den Wasserhahn zu, legte den Schlauch zur Seite und kam ihr entgegen. Der Himmel war blau. Ein paar große, frische Pferdeäpfel dampften in der brennenden Sonne, die direkt über dem Hof stand. Er war anscheinend viel draußen, dachte Kajsa. Der Sommer war in diesem Jahr früh gekommen, Ivar Samuelsen war braun gebrannt. Sie begrüßten sich, dann kam Kajsa direkt zur Sache. »Ich versuche etwas mehr über Andreas Biterud und seine Familie herauszufinden«, sagte sie.

»Ach ja?«

»Manchmal ist es ganz nützlich, die Zeit etwas zurückzudrehen, um mit den Menschen in einem Fall besser bekannt zu werden«, sagte sie.

»Ein Fall? Sind Sie jetzt etwa bei der Polizei?«, fragte er lächelnd und hob eine Augenbraue.

»Nein, aber ich arbeite trotzdem an einem Fall. Für einen Dokumentarfilm.«

»Ach, Sie wollen einen Film über Andreas machen?« Er klang erstaunt.

»Ich bin neugierig, wieso er zurückgekommen ist, und wüsste gern, wie sein Leben verlaufen ist. Ich versuche, mir einfach nur ein Bild von ihm und den anderen zu machen, die auf dem Hof gelebt haben, seiner Familie. Und nicht zuletzt interessiert mich der ungeklärte Mord an seiner Mutter. Da habe ich mich gefragt, ob es wohl möglich ist, Sie zu interviewen.«

»Mich? Lieber nicht. Und der Mord an Kari hat doch wohl nichts mit Andreas' Tod zu tun«, sagte er und wandte sich wieder seinem Gartenschlauch zu.

Kajsa lief ihm nach. »Vielleicht denken Sie ja nochmal darüber nach. Sie kannten doch auch Astrid. Wie war ...«

Er fiel ihr ins Wort. »Ich will ganz ehrlich zu Ihnen sein, dann begreifen Sie vielleicht, warum ich das nicht will. Andreas war ein guter Freund. Ich war traurig, als er weggezogen ist, und auch später, als ich hörte, dass er ins Ausland gegangen war, ohne ein Wort zu sagen. Ich habe oft an Andreas gedacht und ihn vermisst. Und dann kommt er nach Hause, nimmt keinen Kontakt auf und stirbt, ohne dass ich überhaupt von seiner Anwesenheit erfahre. Sie können sich vermutlich vorstellen, wie schockiert ich war, als ich hörte, dass ausgerechnet er gefunden worden war. Und Astrid ...«, Samuelsen fuhr sich mit der Hand über den Mund, »Astrid war das tollste Mädchen der Welt. Und heute ... heute hat sie nichts, was man ein Leben nennen könnte. Nein, ich habe einfach keine Lust, über sie zu reden. Das macht mich nur noch trauriger. Ich hoffe, Sie verstehen das.«

Kajsa wusste nicht, was sie sagen sollte, und nickte bloß.

Er griff nach dem Schlauch und drehte das Wasser wieder auf.

*

Bei den nächsten drei Häusern, die Kajsa im Lensmannsvei aufsuchte, war niemand zu Hause. Beim vierten traf sie schließlich eine ältere Frau an, die sie in ihre Küche einlud, nachdem Kajsa sich vorgestellt und ihr Anliegen vorgebracht hatte. »Ich war verreist und habe meine Tochter in Bodø besucht«, erklärte die Frau, die sich als Dagny Lia vorstellte. »Ich weiß aber genau, was hier in der Gegend passiert ist. Der arme Andreas, wie traurig.«

Die Kaffeemaschine auf der Arbeitsplatte gab im selben Moment ein zischendes Geräusch von sich. »Möchten Sie Kaffee?«

Kajsa nahm das Angebot an. »Kannten Sie Andreas und seine Familie?«

»Na ja, was heißt schon kennen. Ich glaube nicht, dass irgendjemand die Familie wirklich kannte«, sagte Dagny und nahm zwei Becher aus dem Schrank über dem Spülbecken.

»Wie meinen Sie das?«

»Wissen Sie, Johan hat doch gesessen«, sagte sie und stellte die Kaffeebecher auf den Tisch. »Sein Bruder ja auch, Birger. Da wurde mal Diebesgut in der Scheune gefunden, das war in den Achtzigern.«

»Der Hof war das Elternhaus von Birger und Johan?«

»Ja. Birger war der Ältere, glaube ich.«

»Aber der jüngere Bruder hat dann den Hof geerbt?«

»Ja, Birger ist wohl zur See gefahren. Er war nicht zum Landwirt geschaffen. Johan blieb auf dem Hof und gründete eine Familie. Aber meiner Meinung nach hätte er niemals Frau und Kinder haben dürfen.«

»Wieso? Was meinen Sie damit?«

»Er war gewalttätig, das wussten alle. Wenn er trank, war er kein guter Mensch. Birger war genauso.«

»Und wie ist es Astrid und Andreas in ihrer Kindheit ergangen?«

»In letzter Zeit habe ich viel an die beiden gedacht«, seufzte Dagny. »Er war ein furchtbarer Kerl, dieser Johan Biterud. Ich hab's mit meinen eigenen Augen gesehen. Wir hätten das Jugendamt einschalten müssen.« Sie schüttelte den Kopf. »Ich habe viele Jahre nicht daran gedacht, aber jetzt ... Kari Biterud hat nie etwas gesagt, aber man konnte natürlich die blauen Flecken sehen. Und einmal habe ich mit eigenen Augen gesehen, wie er auf seinen Sohn eingeprügelt hat. Johan Biterud starb durch einen Unfall, als die Zwillinge elf oder zwölf waren. Man darf so etwas eigentlich nicht sagen, aber es war das Beste, was passieren konnte.«

»Und als Johan tot war, wie erging es dann Kari und den Kindern?«

»Meinem Eindruck nach gut, jedenfalls für eine Weile, auch wenn es schwierige Verhältnisse waren.«

Mit Karis Gesundheit hatte es nicht zum Besten gestanden, erzählte Dagny weiter, sie musste die Schafe weggeben, das Land wurde verpachtet. Aber sie war mehr unter Menschen gegangen, hatte jede Woche die Bibliothek besucht und sich Bücher ausgeliehen, außerdem im Handarbeitskreis mitgemacht.

»Aber das ging nicht lange so, denn als Astrid eingeliefert wurde und Andreas wegzog, saß sie wieder allein da, und von da an ging's bergab. Sie hat sich isoliert, ging nicht mehr raus. Nur ihre Tochter hat sie jede Woche besucht«, erzählte Dagny. »Ich habe ab und zu mal bei ihr vorbeigeschaut, aber sie hat kaum was gesagt. Sie war still und deprimiert, sie und der Hof sind immer mehr heruntergekommen, überall lag altes Zeug herum.« Dagny seufzte erneut. »Und dann wurde sie ermordet. Ich habe sie damals gefunden.«

»Sie waren das?«

»Ja.« Dagnys Atem ging schwerer. »Es war grauenhaft. Sie war erwürgt worden ... lag in der Küche auf dem Fußboden, ganz blau im Gesicht.«

Sie kniff den Mund zusammen. Nach einem Augenblick fuhr sie fort: »Und jetzt ... das mit Andreas ... als ob ein Fluch auf der Familie Biterud liegt.«

Kajsa machte sich ein paar Notizen und blickte Dagny dann wieder an. »Als Astrid und Andreas älter waren, nach dem Tod des Vaters, haben Sie die beiden da manchmal gesehen?«

»Ja, Astrid habe ich fast jeden Tag gesehen, sie ist da vorn immer geritten«, sagte Dagny und deutete hinaus auf die Wiese.

»Hatte sie ein Pferd?«

»Nein, aber ich glaube, sie durfte sich auf Øvre Blomsterhagen immer eins ausleihen. Sie war oft mit Ivar zusammen, dem Jungen da auf dem Hof. Die sahen immer so fröhlich aus, haben gelacht und herumgealbert, sind um die Wette über die Felder geritten. Ein hübsches Paar, sie mit den langen blonden Haaren und er mit den dunklen Locken. Manchmal war Astrid auch mit Rikard Jansrud zusammen. Dann saßen die meist auf dem Hügel zwischen Øvre Blomsterhagen und dem Biterud-Hof.«

»Kann einer vielleicht der Vater des Kindes sein, das sie dann bekam?«

»Dazu kann ich nichts sagen, aber Ivar und Rikard waren beide nette Jungs. Das Kind ist übrigens gestorben, wussten Sie das?«

Kajsa nickte.

»Wir hatten all die Jahre immer einen Hund, ich bin dann oft im Wald spazieren gegangen«, fuhr Dagny fort und deutete aus dem Küchenfenster, »der Weg dahinten führt dorthin, und oft habe ich Andreas und seine Freunde getroffen. Die haben viele komische Sachen gemacht, sogar eine Hütte gebaut, die gibt es immer noch. Und eine Zeit lang haben sie immer irgendwelche Bretter mit sich rumgeschleppt. Hatten da wohl einen alten Erdkeller gefunden, den sie als eine Art Unterschlupf einrichten wollten.«

»Wissen Sie, wo das ist?«

»Nein, aber vielleicht mein Mann. Er ist ja in Asker aufgewachsen, ich bin ursprünglich aus Oslo, bin Ende der Siebziger hierhergekommen.«

Im selben Moment wurde die Haustür geöffnet. »Wenn man vom Teufel spricht«, sagte Dagny und lächelte.

Ein großer, beleibter Mann kam in die Küche. Dagny stellte Kajsa vor und erzählte, weshalb sie gekommen war. »Weißt du, ob es hier in der Gegend einen alten Erdkeller gibt?«

Er schüttelte den Kopf. »Nicht genau, aber ich habe davon gehört. Der soll angeblich aus dem achtzehnten oder neunzehnten Jahrhundert stammen, aber ich habe ihn nie gesehen. Es gibt irgendwo Mauerreste von einem alten Gebäude, das muss da in der Nähe sein, aber inzwischen ist alles überwuchert.«

Kajsa stand auf und bedankte sich für den Kaffee. Dagny begleitete sie zur Tür.

Sie traten auf die Treppe, wo Kajsa auf ein Tor am Ende des Gartens zeigte. »Führt da der Weg in den Wald hinein?«

»Ja, das ist mein Wanderweg.«

Kajsa verabschiedete sich, ging an einem Erdbeerbeet vorbei und schlüpfte durch das Tor. Sie wollte schauen, ob sie wenigstens die Hütte finden könnte. Nach einem mysteriösen Erdkeller zu suchen, war sicher vergeudete Zeit.

46

Es war der bislang wärmste Tag des Frühjahrs. Das Thermometer zeigte 26 Grad, als Kajsa sich gegen 14 Uhr über die Wiesen auf den Wald zubewegte. An einem sanft abfallenden Hang blieb sie stehen und sah über die Landschaft hinaus. Auf der rechten Seite war der Hof, auf dem Andreas Biterud gestorben war. Von dort aus zum Hof von Ivar Samuelsen waren es etwa hundert Meter, ungefähr in der Mitte zwischen den Höfen lag ein kleiner Hügel. Kajsa konnte deutlich einen Weg erkennen, der vom Biterud-Hof über die Felder führte. Er vereinigte sich mit dem Weg, auf dem sie sich befand, und verlief dann weiter zum Wald hin.

Als sie sich dem Waldrand näherte, führte der Weg weiter zwischen den Bäumen hindurch. Es war schön dort, der Waldboden war über und über mit Buschwindröschen übersät. Es gab überwiegend Fichten, hier und da leuchtete der weiße Stamm einer Birke. Alle Bäume waren groß und alt, die Äste ragten erst weit oben aus den Stämmen hervor. Die dichten Baumkronen verhinderten den Blick in den Himmel und filterten das Sonnenlicht in feine Strahlen. Nach einer Weile stieg das Terrain etwas an, der Wald wurde lichter, und plötzlich entdeckte Kajsa eine Kriechhütte. Ein dicker Ast stützte zwei querliegende, winklig angebrachte Äste in der Mitte, dünne Zweige waren dicht an dicht zwischen den Querästen und dem Waldboden eingefügt worden und bildeten ein schräg abfallendes Dach. Kajsa nahm den Kamerariemen von der Schulter und filmte die Hütte von allen Seiten. Dann trat sie ein, setzte sich und filmte die Aussicht.

Sie sah sich nach Resten alter Grundmauern um, fand aber nichts und beschloss daraufhin, ein Stück weiterzugehen. Sie kam wieder in offenes Gelände und ging zu einem kleinen Hügel. Dort lehnte sie sich an eine große, schöne Birke und sah auf die Landschaft hinaus, ehe sie schließlich an den Rand des Hügels trat. Ihr Blick fiel auf ein paar bemooste Steine.

Gerade als sie sich hinunterbeugen wollte, um genauer nachzusehen, hörte sie ein schwaches Geräusch hinter sich. Sie drehte sich herum und starrte direkt in die Augen eines schwarzen Hundes. Ein Dobermann. Der Hund erwiderte den starren Blick, sein Schwanz bewegte sich nicht, die Ohren waren leicht nach vorn gestellt, ein Anzeichen dafür, dass er wachsam war. Wo um alles in der Welt kam der Hund nur her? »Ruhig, ganz ruhig«, sagte sie gleichermaßen zu dem Tier wie zu sich selbst.

»Rocky!« Sobald die Stimme ertönte, legte der Hund die Ohren an. Im Gebüsch kam das Gesicht eines Mannes zum Vorschein. Er packte den Hund am Halsband, befestigte eine Leine daran, zerrte das Tier zu sich heran und sah Kajsa durchdringend an. Dann lächelte er. »Keine Angst, der tut nix.«

»Ach ja?«, fragte Kajsa skeptisch, lächelte dann aber ebenfalls.

»Kennen Sie sich in der Gegend hier aus?«

»Ich wohne nicht weit entfernt, bin hier aufgewachsen.«

»Vielleicht können Sie mir helfen. Ich suche nach einem alten Erdkeller, von dem ich gehört habe. Wissen Sie was über den?«

»Nein, tut mir leid.«

Vielleicht kannte er ja Andreas Biterud, dachte Kajsa und streckte die Hand aus. »Kajsa Coren.«

»Rikard Jansrud.«

Einer von Andreas' alten Freunden. Und dann weiß er nichts von dem Erdkeller? Seltsam, dachte sie. »Ich habe da vorn eine alte Kriechhütte entdeckt«, sagte sie und zeigte in die Richtung.

»Ja, die steht da schon lange.«

»Und wer hat die gebaut?«

»Ach, das waren damals wir Jungs aus dem Lensmannsvei«, sagte er und lächelte wieder. »Und jetzt benutzen sie andere Jungs.«

»Aber von dem Erdkeller wissen Sie nichts?«

Er schüttelte den Kopf.

»Ich wollte da lang zurückgehen«, sagte er und zeigte in Richtung Lensmannsvei.

»Dann leiste ich Ihnen Gesellschaft.«

Er deutete den Hang hinunter. »Am einfachsten ist es, wenn wir diesen Weg hier nehmen«, sagte er und setzte sich in Bewegung. »Auf der anderen Seite kommt man fast nicht durch.«

Rikard Jansrud trug olivgrüne Shorts und ein beiges T-Shirt. Er war schlank und hatte einen federnden Gang. Sein dunkles, fast schwarzes Haar war halblang, seine Augen waren graugrün.

Als der Weg breiter wurde, ging Kajsa neben ihm her und berichtete, dass sie Material für eine Fernsehdokumentation sammelte, bei der es um Andreas und den Mord an seiner Mutter ging. Jansruds Miene drückte unmittelbar Skepsis aus. Kajsa ließ sich nichts anmerken. »Andreas und Astrid hatten«, fuhr sie fort, »wie es scheint, keine leichte Kindheit?«

Rikard Jansrud nickte nur.

»Sie waren befreundet?«

»Ja, mein Stiefvater war ihr Onkel. Ich war also so eine Art

Stiefvetter, könnte man sagen. Aber ich weiß nicht, wie man das nennt.«

»Wie war Andreas?«

»Wir alle nannten ihn Andy«, sagte er. »Er war nett.« Rikard Jansrud blieb stehen und kratzte sich hinter dem Ohr. »Er hat sich um andere gekümmert, und er war gut in der Schule, hat mir öfter bei den Hausaufgaben geholfen. Ich war überhaupt kein guter Schüler«, fügte er mit einem schiefen Lächeln hinzu. »Abgesehen von Sport.«

»Andreas ist lange nicht zu Hause gewesen?«

»Müssen mehr als zwanzig Jahre gewesen sein.«

»Und er hat keinen Kontakt zu Ihnen aufgenommen? Sie wussten gar nicht, dass er hier war?«

»Nein, leider nicht. Es wäre schön gewesen, ihn wiederzusehen.«

Kajsa fragte, ob er sich vorstellen könne, sich interviewen zu lassen und von der Kindheit und Jugend im Lensmannsvei zu erzählen, von Astrid, Andreas und deren Eltern.

»Ich brauche jemanden, der sie kannte.«

»Nein, ich möchte nicht ins Fernsehen«, erwiderte er entschieden.

Schweigend gingen sie hinunter zum Lensmannsvei und trennten sich dort. Kajsa lief zurück zum Wagen, den sie in der Nähe von Dagny Lias Haus abgestellt hatte. Dort drehte sie sich um und blickte Rikard Jansrud nach. Mit dem Hund an der Leine entfernte er sich.

47

Kajsa fuhr den Lensmannsvei hinunter. Wie sie sehen konnte, waren die Absperrbänder um den Biterud-Hof entfernt worden. Als sie zum Zufahrtsweg kam, sah sie auch, dass die Kette wieder an Ort und Stelle hing und die Einfahrt versperrte. Kajsa stellte den Wagen ab, nahm die Kamera und stieg aus. Die Hitze schlug ihr entgegen. Irgendwo über ihrem Kopf sang eine Bachstelze, sie erkannte den Vogel an den charakteristischen, metallisch klingenden Tönen. Sie schaltete die Kamera ein und spazierte langsam auf die Scheune zu. Als die Gebäude noch besser in Schuss gewesen waren, musste es hier sehr schön gewesen sein, mit dem weißen Haus und der roten Scheune, umgeben von der sanften grünen Landschaft.

Sie ging am Wohnhaus vorbei und sah zwei gleich große Apfelbäume, die hinter der Küchentür in voller Blüte standen. Ein Baum für jedes Kind? Hatten die Eltern einst zwei Bäume gepflanzt, um auf diese Weise Zeugnis davon abzulegen, dass zwei gesunde Kinder zur Welt gekommen waren? Und nun war alles unwiderruflich vorbei und nicht wiederherzustellen. Auch für Astrid, dem einzigen noch lebenden Mitglied der Familie, die hier gelebt hatte.

Kajsa lief um das Haus herum und filmte weiter. Alle Fenster und Türen waren mit Spanplatten vernagelt, auf denen das rote Siegelband der Polizei klebte. Kajsa bewegte sich langsam über den offenen Platz und machte Detailaufnahmen: eine zerbrochene Dachrinne, Moosflecken auf den Dachziegeln, die Treppe mit einem leeren, vom Frost gesprengten Blumentopf auf einer Stufe. Das grelle Sonnenlicht hob den Verfall deutlich hervor. Kajsa lief um die Scheune herum und betrat die Scheunenbrücke, auch hier hingen ein Polizeisiegel und ein Vorhängeschloss an der Tür, aber dieses war alt und rostig. Um auf die andere Längsseite zu kommen, musste sie über einen Erdwall neben der Scheunenbrücke nach unten gehen, neben dem sie unverhofft einen Keller entdeckte. Natürlich, hier war der Mistkeller, dachte sie, als sie die große Öffnung in der Mauer sah. Sie musste sich ducken, um hineinzugelangen. Die Wände bestanden aus großen Steinblöcken, Felsen und Erde bildeten den Boden, doch die Öffnung, durch die der Viehdreck aus den Verschlägen hinuntergeworfen wurde, war mit einer anscheinend neuen Platte verschlossen. Kajsa fuhr mit der Kamera am Rand entlang. Was war das? Sie wandte den Blick von dem kleinen Kamerabildschirm ab und betrachtete das Versiegelungsband. Auf dem Klebeband, das die Polizei anbrachte, stand stets der Hinweis, dass das Siegel nicht entfernt werden dürfe und jede Zuwiderhandlung strafrechtlich verfolgt werde. Wurde das Siegelband entfernt, blieb eine Schicht des Leims auf dem Untergrund kleben und zeigte einen anderen Text. Und genau den sah Kajsa vor sich: *Siegel gebrochen* war zu lesen.

Kajsa legte die Kamera weg und hob die Hände über den Kopf, drückte gegen die Platte und stieß sie zur Seite. Als die Öffnung groß genug war, schob die den Kopf über die Kante. Sie blickte direkt in die Scheune. Der Raum war groß und dunkel. Kajsa nahm die Kamera und legte sie an den Rand der Öffnung. Dann zog sie sich hoch, zwängte sich durch die Öffnung, landete auf dem Bauch und zog die Beine hinterher. Sie nahm die Kamera und filmte weiter. An einem Ende der Scheune befanden sich die Verschläge für die Tiere, am anderen Ende gab es eine Art Werkstatt mit Werkzeug, Arbeitsbänken und alten Geräten. Kajsa drehte sich mit der Kamera einmal um die eigene Achse. Dabei fiel ihr eine Leiter auf, die dicht an der Wand stand und auf den Heuboden führte. Vielleicht waren Astrid und Andreas als Kinder dort hinaufgeklettert und hatten sich im Heu gewälzt? Die Sonne stand über der Südwand, feine Sonnenstrahlen sickerten durch die Ritzen in der Wand herein. Durch ein Fenster hoch oben wurde eine fächerförmige Lichtkaskade hereingeworfen und bildete einen dramatischen Kontrast zu dem dunklen Holz im Inneren. Es roch noch immer nach Stall. In einer dunklen Ecke lag eine Plane aus Segeltuch. Kajsa trat näher heran, bedeckte ihre Nase, der Geruch wurde stärker, erinnerte eher an verdorbenes Fleisch als an Viehdung. Sie fasste die Plane an einer Ecke, schaute in die Kamera, um sich des richtigen Ausschnitts zu vergewissern, und zog sie zur Seite. Erst verstand sie nicht, was sie auf dem kleinen Bildschirm eigentlich sah. Kleider? Das Bild war dunkel, sie schaltete das Kameralicht ein, zog die Plane noch weiter zur Seite, spähte wieder auf das Kameradisplay, ehe sie den Blick davon abwandte und direkt auf das blickte, was vor ihr auf dem Boden lag.

Kajsa ließ die Plane mit einem Aufschrei fallen. Sie hatte ein Gefühl, als ob ihr Herz sich überschlug. Nach einigen Sekunden beugte sie sich schließlich hinunter, suchte nach einem Puls am Hals, aber die Haut war kalt und gummiartig. Kajsas Hände zitterten, als sie nach dem Handy suchte und es schließlich in der Hosentasche fand. Es fiel ihr aus der Hand, sie beugte sich hinunter und stöhnte auf, als sie direkt in das blutige Gesicht von Svein Hauge blickte.

48

Eine halbe Stunde später waren auf dem Biterud-Hof überall Fahrzeuge und Polizisten. Kajsa stand mit Karsten und Even neben einem Streifenwagen. Beide Männer waren noch nicht in der Scheune gewesen, vorerst hatten nur die Kriminaltechniker Zugang zum Fundort.

»Die Versiegelung war also gebrochen?«, sagte Karsten.

Kajsa nickte, ihr war übel, sie war kurz davor, sich zu übergeben.

»Und du bist reingegangen?«

Sie hörte seinem Tonfall an, dass es ihm nicht gefiel, hatte aber keine Lust, sich zu verteidigen. »Ja, ich habe in der Scheune gefilmt, und ... Ich muss nach Hause, Karsten, mir geht es nicht gut.«

»In Ordnung«, sagte er. »Ich lasse dich von jemandem fahren und nehme dann später unseren Wagen.«

»Seine Stirn ... Da war ... Das ganze Blut ...« Sie lehnte sich an Karsten, hielt sich die Hand vor den Mund. Er legte die Arme um sie und zog sich an sich. »Fahr jetzt nach Hause, wir reden dann später.«

Karsten sah dem Streifenwagen nach, mit dem Kajsa nach Hause gefahren wurde. Hans-Kristian Telle, der Kriminaltechniker, kam kurz darauf aus der Scheune. »Wir haben den Boden abgedeckt«, sagte er und reichte Karsten einen Plastikoverall. »Du kannst jetzt rein. Und sieh es dir genau an.«

Svein Hauge lag in Embryonalstellung; angewinkelte Beine, die Knie bis zum Bauch hochgezogen, die Arme waren vor der Brust gekreuzt und berührten die Schultern. Es sah aus, als ob er fror. Er trug Jeans, T-Shirt und eine dünne, dunkelblaue Fleece-Jacke. Seine Kleidung stimmte mit der Beschreibung der Sachen überein, die er laut seiner Frau vor vier Tagen beim Verlassen des Hauses angehabt hatte. Am unteren Rücken waren die Sachen feucht und schmutzig.

»Ausgehend von dem Geruch dürfte es sich um Urin und Exkremente handeln«, sagte der Techniker. »Könnte auch Blut sein, aber wir haben ihn noch nicht untersucht.«

»Was fällt dir spontan dazu ein, wenn du das hier siehst? Kann er schon die ganze Zeit hier gewesen sein?«

»So wie jetzt, in dieser Haltung, lag er nicht lange, die Leichenflecken zeigen, dass er länger auf dem Rücken gelegen hat. Und an Armen und Beinen sind Abdrücke von Seilen«, meinte Telle. »Wie lange er schon hier ist, kann man im Augenblick nicht genau sagen.« Er beugte sich hinunter. »Aber was ich dir zeigen wollte, ist das hier.« Der Techniker deutete auf die Stirn.

Karsten ging in die Hocke, beugte den Kopf weit hinunter und starrte in das blutige Gesicht. »Jetzt hol mich doch der Teufel!«, rief er.

49

»Wir warten noch auf weitere Ergebnisse der kriminaltechnischen Untersuchung. Die Obduktion wird gerade durchgeführt«, sagte Karsten und rief das Foto von Hauges Körper in Embryonalstellung auf dem großen Bildschirm auf. »Aber fangen wir mal mit dem an, was wir bereits wissen.«

Es war zwanzig Uhr, Karsten hatte das ganze Team zu einem Briefing zusammengerufen. Alle Kollegen hatten nach Auffinden der Leiche gegen fünfzehn Uhr auf Hochtouren gearbeitet, aber Karsten wollte erst am nächsten Morgen mit Informationen vor die Presse treten.

»Die Kriminaltechnik hat uns zuletzt mitgeteilt, dass Fußspuren im Mistkeller gefunden wurden. Aber wer immer die Leiche in die Scheune getragen hat, muss dabei Plastiküberzüge an den Schuhen getragen haben. Wir wissen nicht, wie Hauge auf den Hof gekommen ist. Es gibt keine frischen Reifenspuren. Die Todesursache ist ebenfalls noch nicht geklärt. Also ... versuchen wir mal zusammenzufassen, was wir wissen.« Karsten holte tief Luft. »Svein Hauge wurde von der Journalistin Kajsa Coren tot aufgefunden. Kajsa ist meine Lebensgefährtin, falls das einige von euch noch nicht wissen.«

Er berichtete kurz über die *MeToo*-Dokumentation und erzählte, dass Kajsa mit einer Dokumentation über den »Hof des Todes« angefangen habe. In diesem Zusammenhang sei sie dort gewesen. »Sie hat gesehen, dass jemand die Versieglung zum Mistkeller aufgebrochen hatte, ist hineingegangen und hat im Inneren der Scheune gefilmt, als sie Svein Hauge auf dem Boden entdeckt hat.«

»Diese kleine Schnüfflerin«, meinte Even.

Karsten blickte ihn mit einem Grinsen an und drückte auf den Mauszeiger. Ein neues Foto erschien auf dem Schirm, eine Nahaufnahme von Hauges Gesicht. Vier sich kreuzende Striche waren auf seine Stirn geritzt worden und formten einen Stern. Karsten drückte abermals auf den Mauszeiger, und ein zweites Bild erschien neben dem ersten. Es zeigte Andreas Biterud auf dem Obduktionstisch.

»Der gleiche Stern«, sagte er und zeigte auf Andreas' Oberarm. »Und dann noch das hier.«

Ein weiteres Bild tauchte auf. Es war eine Nahaufnahme von Hauges Unterleib, auf der man deutlich fünf kreisförmige Wunden auf dem Penis erkennen konnte. »Brandwunden, vermutlich mit einer Zigarette zugefügt.« Er zeigte auf die Punkte auf Andreas Biteruds Arm. »Genau wie hier. Es gibt also mehrere Zusammenhänge zwischen Andreas Biterud und Svein Hauge. Beide wurden tot auf dem Biterud-Hof gefunden, und sie haben die gleichen Narben, wenn auch unterschiedlichen Alters und an verschiedenen Stellen. Aus den Ermittlungen über Hauges Verschwinden wissen wir bereits, dass er Nachrichten von Andreas Biteruds Mobilfunknummer bekommen hat, nachdem dieser schon tot war. Biterud muss demnach einen – oder mehrere – Mitwisser gehabt haben. Diese Person oder diese Personen können Hauge entführt und zu Tode gequält haben. Außerdem haben wir noch Folgendes ...«

Ein weiteres Foto wurde sichtbar. Darauf waren der Fahrradhelm und die vier Ringe mit den daran befestigten Seilen zu sehen.

»Wer wurde in der Scheune misshandelt, während Biterud

noch lebte? Wir wissen bereits, dass es nicht Hauge gewesen ist. Seine DNA stimmt nicht mit dem biologischen Material überein, das wir gefunden haben.«

Karsten warf einen Blick auf Sektionsleiterin Hilde Mosseng. Sie hatte konzentriert zugehört, blickte jetzt auf und nickte Karsten zu. Die beiden hatten sich im Vorfeld der Besprechung getroffen und die nächsten Schritte erörtert. Alles war mit dem norwegischen Generalstaatsanwalt sowie dem Geheimdienst abgesprochen.

»Wir haben eine Theorie, um wen es sich handeln könnte«, fuhr Karsten fort.

Die Gespräche, die Karsten und Even mit Justizminister Roar Brekk geführt hatten, waren nicht über einen kleinen Kreis hinaus bekannt geworden, der neben ihnen beiden aus Beth Ross, Hilde Mosseng und einem Vertreter der Staatsanwaltschaft bestand. Karsten drückte erneut auf den Mauszeiger. Als das von der Website des Justizministeriums heruntergeladene Foto von Roar Brekk auf der Leinwand erschien, war gleichsam spürbar, wie sich die Luft im Raum verdichtete.

Karsten berichtete, wie er und Even involviert worden waren, als Justizminister Roar Brekk ohne Erklärung einen Termin mit dem NRK nicht eingehalten hatte, erzählte weiter von den Gesprächen mit ihm, dem Verband an der Stirn, der gemeinsam mit Hauge verbrachten Kindheit in Asker, den SMS, die beide von Andreas Biteruds Telefonanschluss erhalten hatten, und erwähnte das Gespräch, das sie in seinem Büro mit ihm geführt hatten.

Hilde Mosseng ergriff das Wort. »Der Justizminister wird morgen um acht Uhr zu einer Vernehmung hier im Haus erwartet. Dann werden wir auch eine DNA-Probe nehmen, um diese mit den Funden in der Scheune abzugleichen. Wir haben eine entsprechende Verfügung erwirkt. Ich werde ihm persönlich Handschellen anlegen, falls er sich weigert. Es ist Zeit, die Samthandschuhe abzustreifen.«

Sie blickte mit ernster Miene über die Versammlung.

»Ich muss nicht extra darauf hinweisen, dass alles, was hier und heute besprochen wurde, in diesem Raum verbleibt. Sollte etwas hiervon an die Presse gelangen, werde ich ziemlich ungemütlich.«

50

Anblick und Geruch von Svein Hauges blutigem Körper hatten Kajsa schwer mitgenommen. Dabei hatte ihr doch die Arbeit an den Dokumentarfilmen ganz neue Energie gegeben, im Laufe der letzten Tage hatte sie sich immer stärker und optimistischer gefühlt. Augenblicke voller Tatendrang waren zu Stunden, ja ganzen Tagen geworden. Vor zwei Tagen hatte sie morgens sogar eine Joggingtour absolviert. Die war zwar nur kurz, ihr Körper weigerte sich noch immer, mitzumachen, aber gleichwohl hatte sie es geschafft.

Svein Hauge. Tot. Misshandelt. Die ganze Zeit sah sie sein blutiges Gesicht vor sich. War er durch Folter gestorben? Obwohl sie ihn als Chef nie gemocht hatte, war ihr aber dennoch nicht entgangen, wie tüchtig er sein konnte. Menschen gegenüber hatte er sich meist verabscheuungswürdig verhalten. Für winzige Augenblicke hatte Kajsa aber auch etwas anderes als den schroffen und zuweilen angeberischen Boss gesehen. Sie verstand ihn besser, nachdem sie seine Geschichte erfahren hatte: Er war ein Mann, der sich trotz schwieriger Kindheit, trotz der Tatsache, dass ihm nichts in die Wiege gelegt worden war, nach oben gekämpft hatte. Um zu überleben, um etwas zu werden, war er gezwungen gewesen, ein zäher Bursche zu sein. Vielleicht war alles Weiche und Empfindsame einfach weggeschliffen worden? Das war keine Entschuldigung für seine Taten und sein Verhalten, aber gleichwohl eine Erklärung.

Ich hatte eine gute Kindheit. *Ich* bin mit allem gerüstet, was mich zuversichtlich machen sollte. Doch warum bin ich es nicht mehr?

Kajsa war kurz davor, wieder in dem grauen Nebel aus Mattigkeit und Selbstmitleid zu versinken – ein Zustand, der es ihr sogar unmöglich gemacht hatte, sich mit den Problemen ihrer Tochter zu befassen. Kajsa wollte diesen Zustand nicht zurückhaben, wollte das Gefühl der Leere nicht wieder in sich spüren. Es war eine Art Trauer, die sie von innen auffraß und die körperliche Erschöpfung verstärkte.

Thea und Anders badeten gerade ihren kleinen Bruder. Kajsa hörte die drei im Badezimmer planschen und lachen. Thea schien besserer Stimmung zu sein, wollte aber dennoch nicht mit Kajsa reden, wenn sie fragte, wie es ihr ging. Die Rektorin und der Lehrer hatten sich der Situation angenommen. Wie sich gezeigt hatte, gab es große Probleme unter den Mädchen an der Schule. Es war ein neues »Fach« auf den Stundenplan gesetzt worden. Bei der *Mädchenstunde* handelte es sich um Gesprächsrunden, an denen nur Mädchen teilnehmen durften, es ging um Themen wie Mobbing und Inklusion. Die Schulleitung hatte auch versucht, die Cliquen aufzulösen, die von allen für die coolsten gehalten wurden oder sich jedenfalls selbst dafür hielten. Mädchen, die den Ton angaben, was in Bezug auf Kleidung, Make-up und Verhalten gerade »in« war, und die außerdem darüber bestimmten, wer zu ihnen passte und wer nicht.

Kajsa warf einen Blick auf die Mappe auf dem Wohnzimmertisch und erhob sich langsam vom Sofa. Der ehemalige Ermittler Ragnar Hansen hatte sie vorbeigebracht, kurz bevor er und seine Frau in die Ferien gefahren waren.

Kajsa nahm die Mappe mit zum Sofa, legte sich hin, fing

langsam an zu lesen und aß dabei einen Apfel. Sie wusste, dass Hansen eigentlich etwas streng Verbotenes getan hatte, als er nach seiner Pensionierung Ausdrucke und Kopien von Ermittlungsunterlagen mit nach Hause genommen hatte. Ohne diese Dokumente hätte er den Mord an Kari Biterud auch gar nicht so detailliert darstellen können. Er hatte Kajsa eine Zusammenfassung der Informationen gegeben, die aus Vernehmungen und kriminaltechnischen Berichten stammten und mit eigenen Anmerkungen und Kommentaren versehen waren. Ganz hinten in der Mappe lagen auch ein paar Fotos.

Die Todesursache war Strangulation, wahrscheinlich mit einem dünnen Seil. Es war keine Samenflüssigkeit gefunden worden, der Körper wies keine Anzeichen von Gewaltanwendung und keine durch Notwehr entstandenen Verletzungen auf. Keine Blutergüsse, keine Hautverfärbungen, keine Schnittverletzungen.

Geringe Gewalt, hatte Ragnar am Rand notiert. *Ein Mord im Affekt, oder war er geplant? War es persönlich?*

Unter einem ihrer Fingernägel waren kleine Hautreste entdeckt worden, stand in den Unterlagen, genau wie Hansen gesagt hatte. Kajsa googelte und fand diverse Artikel über die Entwicklung neuerer und besserer Analysemethoden. Diese hatten unter anderem zum Durchbruch in einem Fall in Larvik geführt. Die Polizei erwog mittlerweile weitere Untersuchungen im Zusammenhang mit anderen ungeklärten Mordfällen.

Sollte es mittlerweile doch möglich sein, ein DNA-Profil aus den unter Karis Nägeln gefundenen Hautresten zu erstellen?

Der Hauptfokus ihrer Dokumentation sollte auf dem Mord an Kari Biterud liegen. Was diesen Mord für das TV-Format interessanter als viele andere ungeklärte Mordfälle machte, war die Geschichte der Familie. Es war das Leben, das die Zuschauer bewegte: der gewalttätige Vater, der durch einen Unfall umkommt, die kranke Tochter, die ein Kind zur Welt bringt, das bei der Geburt stirbt, sowie die Heimkehr und der Selbstmord des verschwundenen, todkranken Sohnes. Die Dokumentation hatte alles an Drama, an Figuren und an Schicksalen, was sich Filmschaffende nur wünschen konnten. Doch wirklich wichtig war, ob die Dokumentation auch dabei helfen konnte, den Mord an Kari Biterud aufzuklären, entweder durch weitere hereinkommende Hinweise oder erneute Ermittlungen, die infolge der Dokumentation eingeleitet werden würden. Kajsa notierte sich, dass sie unbedingt untersuchen musste, ob die Polizei zu einem neuen Versuch bereit wäre, ein DNA-Profil des Täters erstellen zu lassen.

Kari Biterud war am Samstag, dem 7. Oktober, um 17 Uhr tot auf dem Boden liegend in ihrer Küche aufgefunden worden. Der Zeitpunkt des Todes hatte laut Untersuchungen zwischen zwanzig Uhr am Vorabend und Mitternacht gelegen. Das für den Mord verwendete Seil wurde am Tatort nicht gefunden. Die Haustür war nicht verschlossen. Ihre Geldbörse lag auf dem Küchentisch, zweihundert Kronen hatten sich darin befunden. Mehrere Nachbarn, die in der besagten Zeit am Haus vorbeigekommen waren, hatten sich gemeldet. Niemandem war etwas Außergewöhnliches aufgefallen, jedoch war Kari Biterud am Nachmittag im Laden gesehen worden, als sie eingekauft hatte. Ein in der Küche aufgenommenes Foto bestätigte, was Dagny Lia Kajsa über den Verfall und das Chaos auf dem Hof berichtet hatte. Überall lagen Sachen herum: Küchengeräte, Plastikfolie, Konservendosen, Kleidung und leere Pappkartons. Ein weiteres Bild zeigte den Küchentisch aus der Nähe, darauf lagen eine zur Hälfte fertig gestrickte Wollsocke, ungeöffnete Briefe, Rechnungen, ein paar Bücher, eine angebrochene Tafel Schokolade sowie ein Stapel Zeitungen. *Alle Gegenstände auf dem Küchentisch wurden durchgesehen. Wie sich zeigte, war Kari Biterud mit diversen Rechnungen in Zahlungsverzug,* hatte Ragnar Hansen notiert.

Ein weiteres Foto zeigte eine Pinnwand, die über und über mit kleinen Zetteln gespickt war. Kajsa blickte überrascht auf die Aufnahme und blätterte in Hansens Notizen: *Auf mehreren Papierzetteln auf einer Tafel hatte sie Dinge notiert, an die sie sich erinnern musste, wie etwa die Schafe zu füttern, den Klempner anzurufen, mehr blaue Farbe zu kaufen etc. Einiges ergab Sinn, andere Dinge waren unverständlich, darunter »Scheune abreißen«. Auf einem der Zettel stand »Polizei anrufen«. Weswegen wollte sie Kontakt zur Polizei aufnehmen? Wie sich später zeigte, hat sie sich nie bei uns gemeldet. Vielleicht weil ihr Telefon abgestellt war? Auf mehreren Zetteln standen Namen, auf einem Zettel standen zwei: Roar Brekk und Svein Hauge. Auch das ergab keinen Sinn.*

Kajsa sah wieder das Foto an. Die Namen waren mit Bleistift geschrieben.

Keiner der beiden konnte sich erklären, weshalb sein Name notiert war, schrieb Hansen. *Sie wussten, wer Kari Biterud war, hatten aber keine nähere Bekanntschaft mit ihr und waren nie auf dem Hof. Beide wurden als Verdächtige ausgeschlossen. Die Analyse der Handschrift ergab, dass weder Brekk oder Hauge noch Kati Biterud die Namen aufgeschrieben hatte. Wir konnten nicht herausfinden, wer es gewesen war.*

Kajsa starrte auf die beiden Namen. Zwei Personen, die im Kontext der *MeToo*-Dokumentation genannt wurden, tauchten bei der Arbeit zum »Hof des Todes« auf. Die beiden Dokumentationen bewegten sich anscheinend aufeinander zu.

51

Roar Brekk versuchte, so wenig wie möglich an das Schicksal seines Jugendfreundes Svein Hauge zu denken. Das gelang ihm recht gut – er war nun einmal kein sentimentaler Mensch, und außerdem ein Pragmatiker. Nur selten legte er Wert auf Moral und Prinzipien, und alles, was er nicht ändern konnte oder womit er sich nicht beschäftigen wollte, ließ er an sich vorbeiziehen. In allen Zusammenhängen, sowohl beruflich als privat, war ihm daran gelegen, Haltungen und Standpunkte einzunehmen, die zweckdienlich waren. Er tat, was erforderlich war, um das Erwünschte zu erreichen, und es kümmerte ihn nicht im Mindesten, dass er die Polizei hinsichtlich des Ursprungs seiner Wunde an der Stirn angelogen hatte. Er war geradezu schockiert, als die Beamten in seinem Ministerium auftauchten und ihn zu seiner Freundschaft mit Svein Hauge befragten. Er verstand nicht, wie sie Hauge und ihn in Zusammenhang gebracht hatten, bis sie die Nachrichten erwähnten, die sie beide von Andreas Biteruds Telefon bekommen hatten.

Obwohl er sich so gut wie nie von irgendwem oder irgendwas irritieren ließ, hatte er plötzlich Schlafprobleme und konnte sich bei der Arbeit nur schwer konzentrieren. Vor zwei Stunden hatte der leitende Ermittler Karsten Kjølås angerufen und ihn gebeten, sich am nächsten Morgen zu einem Gespräch im Polizeipräsidium einzufinden. Verdammter Mist! Er hatte aus ihm herauszukitzeln versucht, was denn so eilig sei, doch

Kjølås hatte nur von einer »erforderlichen Unterredung« gesprochen.

Brekk trat ans Wohnzimmerfenster. Nora Berglund. Mit ihr würde er schon klarkommen. Es gab keine Beweise – und Frank würde mit Sicherheit loyal sein. Kajsa Coren konnte nicht das Geringste ausrichten. Er blickte zu dem Wagen mit den beiden Männern vom Personenschutz hinaus, der vor dem Einfahrtstor parkte. Ohne sie konnte er nichts mehr unternehmen. Bald wussten sie alles über ihn: wen er traf, wer ihn besuchte, wann er zum Training ging, wann er einkaufte. Er wollte die Männer dort nicht haben, aber das zu entscheiden, lag nicht in seiner Macht.

Auf einer Parteiveranstaltung war er einer Frau von der Jugendorganisation der Konservativen begegnet, es hatte zwischen ihnen gefunkt, und sie wäre zweifellos mit zu ihm nach Hause gekommen, wenn er sie gefragt hätte. Aber das hatte er nicht tun können, sie war noch sehr jung, gerade mal siebzehn. Das Gerede des Sicherheitspersonals konnte er sich nur allzu gut ausmalen. Genau die Art von Gerede, die eine Tendenz hatte, in vielen Gehörgängen zu landen.

Am Vortag hatte er morgens entdeckt, dass vor der Eingangstür mit Kreide ein Stern auf eine der Stufen gezeichnet worden war. Verdammt! Er musste etwas unternehmen. Jetzt wartete er bloß jeden Tag, ja jede Stunde völlig hilflos auf das Nächste, was passieren könnte. Es gab nur einen Ausweg: Er musste tun, was *zweckdienlich* war. Und das musste in dieser Nacht geschehen, vor dem Termin mit der Polizei am nächsten Tag. Er sah wieder hinaus zu dem Wagen mit den Personenschützern. Das perfekte Alibi. Er brachte den Müll raus. Die kräftigen Scheinwerfer zwischen Garage und Haus schalteten sich dank der Bewegungsmelder genau in dem Moment ein, als sein Kopf an der Hausecke auftauchte. Er ließ die volle Mülltüte in den Container neben der Garage fallen und trat dann auf den Wagen zu. Einer der Sicherheitsleute stand draußen und rauchte. Der Geruch verursachte Brekk Übelkeit. Er zwang sich zu einem Lächeln.

»Alles in Ordnung?«, fragte der Mann mit der Zigarette.

»Alles bestens«, erwiderte er. »Ich geh jetzt schlafen.«

»Ich bringe Sie noch zur Tür«, sagte der Wachmann.

»Aber nein, das ist nun wirklich nicht nötig. Gute Nacht«, gab Brekk zurück und kehrte den beiden den Rücken zu.

Mit den Händen in den Hosentaschen lief er um die Garagenecke in den Durchgang zwischen Hauswand und Thujahecke. Zwei oder drei Stunden sollte er wohl warten, dachte er, am besten bis gegen zwei, wenn es am dunkelsten war. Gerade als er den Fuß auf die erste Treppenstufe setzte, schaltete sich die Außenbeleuchtung wieder aus. In derselben Sekunde spürte er etwas hinter sich, hörte einen schwachen Laut, eine Bewegung oder einen Schatten. Noch ehe er sich umdrehen konnte, umfasste eine Hand seinen Oberarm und etwas Hartes, Kaltes und Scharfes wurde gegen seinen Hals gedrückt. »Keinen Ton«, flüsterte jemand. »Arme zur Seite ausstrecken.«

Zwei Sekunden lang war Brekk völlig gelähmt. Die Hand, die ihn gepackt hatte, zog ihn weiter, er wurde vorwärtsgestoßen, weg von der Treppe und an der Hauswand entlang. Als er einen Blick zur Seite riskierte, wurde das Messer noch härter gegen seinen Hals gepresst, es schnitt durch die Haut, der plötzliche Schmerz ließ ihn nach Luft schnappen.

»Schnauze!«

Sie kamen zur Hausecke, er wurde weitergetrieben, auf der anderen Seite des Hauses war alles dunkel.

»Glaubst du etwa, du könntest entkommen, du dreckiges Schwein?«

»Ich …«

»Halt deine Fresse! Was in der Scheune passiert ist, war erst der Anfang.«

Brekk suchte nach einem Ausweg. Keinesfalls würde er sich kampflos ergeben. Er tat so, als gäbe er nach, streckte die Arme behutsam zur Seite aus, der Druck des Messers gegen seinen Hals verminderte sich für einen winzigen Augenblick. Nun handelte er instinktiv, stieß den Arm weg, der das Messer hielt, und zielte mit dem Ellbogen an die Stelle, wo er den Kopf des Mannes vermutete. Für eine Sekunde blickte er in dessen von einer Skimaske bedecktes Gesicht und spürte, wie das Messer an seinem Hals entlangschrammte. Die Wucht des Schlages traf den Mann am Kinn, er musste einen Ausfallschritt machen, doch im selben Moment wurde das Messer wieder hochgerissen. Brekk hob schützend den Arm, die Klinge schnitt in seinen Handrücken. Im ersten Moment ließ der Schmerz ihn erstarren, doch als er das Messer abermals auf sich zukommen sah, ballte er die Hand zur Faust und schlug zu. Er traf mitten ins Gesicht des Mannes. Gleichzeitig drang das Messer in seinen Oberarm. Der Schmerz war intensiv, doch Brekks Adrenalinspiegel ließ ihn weiterkämpfen. Er trat nach dem Mann, zielte auf den Unterleib, traf seine Hüfte. Als der Mann das Gleichgewicht verlor, stürzte Brekk davon, wurde aber schon nach drei oder vier Schritten erneut gepackt und nach hinten gerissen. Er fiel hin. Der Angreifer warf sich auf ihn, Brekk umklammerte die Hand mit dem Messer und schrie, während er sie von sich wegdrückte. Mit der anderen Hand fasste er nach der Skimaske und riss sie dem Mann vom Gesicht. Die beiden rollten herum. Als Brekk oben war, ballte er erneut die Faust, schlug mit einem lauten Stöhnen zu und traf den Mann am Ohr. Brekk rappelte sich auf, rannte zur Hausecke, umrundete sie und schrie aus Leibeskräften. Der Mann war schon wieder hinter ihm, als er die Vortreppe erreichte.

Nur noch ein paar Meter, bei der Garagenecke schaltet sich das Licht ein und alarmiert die Wachmänner, nur noch ein kleines Stück ...

Plötzlich spürte er, wie sich das Messer in seine rechte Seite bohrte. Am Ende der Thujahecke stürzte er zu Boden. Der Mann warf sich auf ihn.

Jetzt muss das Licht doch angehen, verdammt ...

Als der Mann ihn herumdrehte, schrie Brekk wieder, packte die Hand mit dem Messer und drückte sie von sich weg, während er die andere Hand so weit wie möglich über den Kopf streckte und ein Stoßgebet an die Lichtsensoren sandte.

Einschalten!

Alles geschah wie in einem Nebel, sein Körper wurde schwer wie Blei, die Geräusche entfernten sich. Dann ertönte ein Klicken. Der ganze Bereich zwischen Haus und Garage wurde in gleißendes Licht getaucht. Nur seine Hand war im Licht, als das Messer mit gewaltiger Kraft zwischen seine Rippen gerammt wurde.

VI

52

Dienstag, 29. Mai

Der Anruf kam um fünf nach zwölf, als Karsten gerade nach Hause fuhr. Justizminister Roar Brekk war vor seinem Haus in Jar mit einem Messer angegriffen worden. Man hatte ihn in die Osloer Universitätsklinik gebracht, sein Zustand war kritisch.

Karsten fuhr in Sandvika von der E 18 ab, wendete und fuhr zurück, nahm die Ausfahrt nach Høvik und folgte den Anweisungen des Navis zu Brekks Haus in Jar. Die Kriminaltechniker waren schon vor Ort, und kräftige Scheinwerfer waren an mehreren Stellen um das Haus herum aufgebaut worden. Der Tatortkoordinator Hans-Kristian Telle sah erschöpft aus, sein Gesicht war fast genauso weiß wie sein Overall. Er kam zu Karsten herüber, zog seine Handschuhe aus und zündete sich eine Zigarette an. »Scheiße, man kriegt aber auch nie seine Ruhe«, sagte er.

»Lass hören, was hast du zu berichten?«, fragte Karsten.

»Die beiden da drüben haben ihn gefunden«, sagte Telle und deutete mit dem Kopf auf die Männer, die vor dem Gartentor neben einem schwarzen Wagen standen.

»Kurz bevor er angegriffen wurde, hat Brekk noch mit ihnen gesprochen, er hatte gerade den Müll rausgebracht.«

»Wo wurde er gefunden?«

Telle zeigte auf die Thujahecke. »Die Blutspuren deuten allerdings darauf hin, dass der Angriff an der hinteren Hausecke losging. Brekk ist dann an der Wand entlanggelaufen, vorbei an der Treppe, und hier an der Ecke ist er dann umgekippt.«

»Habt ihr irgendwelche Spuren vom Angreifer gefunden?«

»Nein.« Telle drückte die Zigarette aus, legte sie zurück in die Schachtel und zog sich ein neues Paar Latexhandschuhe an.

Karsten ging zu dem schwarzen Wagen. Die Personenschützer stellten sich vor und berichteten, wie die Außenbeleuchtung sie alarmiert hatte. »Wäre er nur fünf Zentimeter weiter entfernt zusammengebrochen, wäre die Anlage nicht angesprungen.«

»Habt ihr etwas gehört oder gesehen?«

»Nein. Oder ... Wir glauben jedenfalls, dass er geschrien hat, kurz bevor das Licht sich einschaltete. Wir sind aber nicht ganz sicher, weil das Radio lief«, fügte einer der beiden hinzu.

»Und der Angreifer?«

»Verduftet«, sagte der Wachmann und zeigte auf den Garten. »Ich bin da runtergerannt, wo wir ihn vermutet haben, aber er war schon über alle Berge.«

53

Kajsa wurde gegen halb sieben wach, als die Eilmeldungen von allen großen Mediengesellschaften auf ihrem Handy eintrafen. Jetzt wissen alle, dass Svein Hauge gefunden wurde, dachte sie, als sie die Augen öffnete und sah, dass Karsten gar nicht neben ihr lag.

Justizminister im Krankenhaus. Roar Brekk nach Überfall in kritischem Zustand. Es gab auch eine Meldung von Karsten. Die war um halb zwei abgeschickt worden: *Muss heute Nacht arbeiten.*

Brekk? Sie schlug die Bettdecke zurück, griff nach ihrem Morgenmantel und zog ihn über, während sie die Treppe hinunterging.

Justizminister Roar Brekk ist vor seinem Haus überfallen und in die Osloer Uniklinik gebracht worden, schrieb VG. Sie hatten einen Nachbarn interviewt, der berichtete, dass gegen halb zwölf mehrere Streifenwagen und ein Notarztwagen eingetroffen seien. Er habe den Justizminister auf einer Trage gesehen, es hatte ausgesehen, als ob Wiederbelebungsversuche unternommen worden seien. Es gab zwei Fotos. Das eine hatte der Nachbar mit seinem Handy geschossen, darauf war zu sehen, wie Brekk auf der Trage in den Notarztwagen geschoben wurde. Sein Gesicht war verpixelt. Das andere Foto zeigte die Kriminaltechniker in ihren weißen Overalls auf dem Vorplatz zwischen Garage und Haus. Eine große Plane versperrte den Blick auf den Eingangsbereich von Brekks Haus, offenbar hatte es ein Fotograf von VG aufgenommen.

Kajsa rief die Online-Ausgaben der anderen großen Zeitungen auf, aber nirgendwo gab es weitere Informationen.

Zwei Namen auf einem Zettel bei Kari Biterud: Roar Brekk und Svein Hauge. Jugendfreunde. Der eine entführt und tot aufgefunden, der andere knapp einem Mordversuch entgangen. *MeToo* und der »Hof des Todes«? Das konnte nicht zusammenhängen. Es war so, als wären Teile aus verschiedenen Puzzles in einer Schachtel gelandet.

Während Kajsa Jonas in den Kindergarten brachte, trafen weitere Nachrichten ein: Brekks Zustand lebensbedrohlich, Polizei sucht nach Zeugen, Fall Brekk: Polizei schließt Terrorhandlung nicht aus.

Nicht eine einzige Zeitung berichtete von dem Nachrichtenredakteur Svein Hauge. Kajsa rief Gro an und erzählte ihr, wie sie die Leiche in der Scheune auf dem Biterud-Hof gefunden hatte.

»Was sagst du da? Ist er tot? Wie geht es dir?«

»Bei mir ist alles in Ordnung. Wir müssen uns treffen und klären, wie wir weiter vorgehen. Ist doch seltsam, wir machen eine Dokumentation über den ›Hof des Todes‹, und dann wird eine der Hauptpersonen aus unserer *MeToo*-Dokumentation genau dort tot aufgefunden.«

Ein paar Sekunden blieb es still am anderen Ende der Leitung, dann sagte Gro: »Sag mal, hast du Aufnahmen in der Scheune gemacht?«

Typisch Gro, dachte Kajsa und versorgte sie mit Details. Den Stern auf seiner Stirn erwähnte sie jedoch nicht – das hatte sie Karsten versprochen. »Aber wir können natürlich keine Bilder von Hauge verwenden«, fügte sie hinzu.

»Natürlich nicht!«, entgegnete Gro. »Für wie zynisch hältst

du mich eigentlich? Aber wir können zeigen, wie du in die Scheune reingehst«, fuhr sie unverdrossen fort. »Im Kommentar kannst du sagen, dass die Bilder authentisch sind und aufgenommen wurden, als du ihn gefunden hast. Wir zeigen das Haus und die Scheune, du gehst herum und filmst mit der Handkamera, entdeckst den Mistkeller, wir sehen die aufgebrochene Versiegelung, das Innere der Scheue, du ziehst die Plane weg und dann Schnitt. Verdammt, wird das gut!«

54

Als Justizminister Brekk in der Uniklinik lag, wurde festgestellt, dass er die gleichen Brandnarben auf dem Penis hatte wie Nachrichtenredakteur Svein Hauge. Sie waren erst wenige Wochen alt, was bei der Polizei die Theorie untermauerte, dass er noch zu Lebzeiten von Andreas Biterud misshandelt worden war und die Narbe an der Stirn daher rührte, dass man auch ihm einen Stern in die Haut geritzt hatte. Brekks DNA sollte außerdem mit den Blutspuren verglichen werden, die sie in der Scheune vom Biterud-Hof entdeckt hatten, als Andreas Biterud tot aufgefunden worden war.

Der Messerangriff auf Brekk eröffnete der Polizei zudem eine neue Spur: Auf seinem T-Shirt waren ein paar dunkle Haare gefunden worden. Sie gehörten nicht Brekk, denn er war hellblond, und da die Haarwurzeln intakt waren, konnten sie hoffen, dass in 24 Stunden ein DNA-Profil des Täters vorliegen würde.

In Brekks Nachbarschaft wurde eine Tür-zu-Tür-Befragung durchgeführt, die Polizei holte außerdem Kommunikationsdaten der Basisstationen im Bereich um Brekks Haus ein, um nachzeichnen zu können, wer sich zum Zeitpunkt des Messerangriffs in der Nähe aufgehalten hatte. Eine Zeugin hatte im aktuellen Zeitraum etwa hundert Meter von Brekks Haus entfernt eine Person vorbeilaufen sehen, konnte aber keine brauchbare Beschreibung abgeben, nur, dass es sich um eine dunkle Gestalt mit Kapuze oder Mütze auf dem Kopf gehandelt habe. Die Polizei hatte die Beobachtung in der Öffentlichkeit bekannt gemacht und die betreffende Person aufgefordert, sich zu melden. Gleichzeitig wurden weitere Zeugen gesucht, die den Betreffenden oder auch andere Personen in der Gegend gesehen hatten.

Fünf Stunden nach Bekanntmachung des Angriffs auf Brekk hielt die Polizei eine Pressekonferenz ab, bei der über den Messerangriff auf Brekk informiert sowie außerdem mitgeteilt wurde, dass Svein Hauge tot auf dem Biterud-Hof aufgefunden worden war. Aufgrund der dramatischen Entwicklung entschied sich die Polizei, in aller Öffentlichkeit einen Zusammenhang zwischen den beiden Fällen herzustellen, auf den jedoch aus Rücksicht auf die Ermittlungen nicht näher eingegangen werden sollte. Auch zu möglichen Theorien über den Angreifer äußerte sich die Polizei nicht.

Karsten fragte sich, wie lange die Polizei diese Informationen würde zurückhalten können. Einzelheiten über den Hergang tauchten gern plötzlich in der Presse auf, und nicht wenige Kriminaljournalisten hatten gute Verbindungen zur Polizei.

Brekk war mittlerweile operiert worden, sein Zustand jedoch war immer noch lebensbedrohlich.

Karsten hatte die Verantwortung für eine große Ermittlung, bei der zwei profilierte Opfer involviert waren. Jetzt galt es, keine Fehler zu machen, nichts zu übereilen und gründlich und systematisch zu arbeiten. Früher oder später tauchte etwas auf, was den Ausschlag geben würde. Das war fast immer so. Etwas, das Ordnung ins Chaos brachte, das ein Verständnis der Zusammenhänge ermöglichte.

Die Spuren an Hauges Körper, die Druckgeschwüre, wo Urin

und Exkremente sich angestaut hatten, und nicht zuletzt die Abdrücke von Seilen um Handgelenke, Fußknöchel sowie Hals und Kopf zeigten, dass er gefesselt auf dem Rücken gelegen hatte. Unwillkürlich musste Karsten an die Ausrüstung denken, die sie in der Scheune auf dem Biterud-Hof entdeckt hatten. Die Leichenflecken verrieten, dass Hauge mindestens acht Stunden in einer anderen Stellung gelegen haben musste als der, in der er gefunden worden war, und damit auch an einem anderen Ort. Ein weiteres Problem war, dass das Siegel an der Scheune während der Suche nach Hauge noch nicht aufgebrochen gewesen war. Die Suchmannschaften hatten das Siegel überprüft, als die Suche vom Semsvann, wo Hauges Auto gefunden wurde, auf die umliegenden Gebiete ausgeweitet worden war.

»Hast du die *Metoo*-Spur jetzt ganz verlassen?«, fragte Hilde Mosseng und sah Karsten über den Rand ihrer Brille hinweg an.

»Nein, wir tippen ja hinsichtlich des Motivs noch ziemlich im Dunkeln. Aber die Misshandlungen, also die Narben auf dem Penis, lassen sexuell konnotierte Erniedrigung vermuten.«

»Hat es Vorwürfe gegen Brekk gegeben, wegen irgendwelcher sexuellen Übergriffe?«

»Das untersuchen wir aktuell noch.«

Mosseng hatte Karsten gebeten, zu ihr zu kommen, um »eine Runde zu drehen«, wie sie es ausdrückte. Konkret hieß das, dass sie die Herausforderungen erörtern wollte, die aus der Tatsache entstehen konnten, dass seine Lebensgefährtin ein Mordopfer in einem Fall gefunden hatte, für dessen Aufklärung er zuständig war. Sie wollte mehr über die Filmprojekte wissen, an denen Kajsa arbeitete. Karsten erzählte, dass es mit der *Metoo*-Dokumentation angefangen habe, Kajsa aber außerdem mit einer Fernsehdoku über den »Hof des Todes« beschäftigt sei. Er verwies darauf, dass die Berichterstattung über den aktuellen Fall einem Kollegen von Kajsa übertragen worden war.

»Das ist gut«, sagte Mosseng. »Ich gehe davon aus, dass du dir nicht in die Karten schauen lässt und wir nicht in eine Situation geraten, wo jemand fragen könnte, ob du ihre Quelle bist.«

»Selbstverständlich nicht.«

Mosseng beugte sich etwas vor. »Sie hat über Hauge und Brekk vielleicht noch andere Informationen, von denen wir nichts wissen. Müssen wir sie formell vernehmen?«

»Der Gedanke ist mir auch schon gekommen. Sie kommt in einer Stunde hier vorbei, und ich wollte vorher mit dir besprechen, wie wir das angehen.«

»Du meinst, es wäre sinnvoll, wenn jemand anderes sie befragt?«

»Even könnte das machen. Und Beth kann dabei sein. Sie hat mit vielen Leuten gesprochen, die Andreas Biterud kannten – darunter viele, mit denen auch Kajsa Kontakt hatte. Beth weiß am besten über die Menschen in seinem Umfeld Bescheid.«

»In Ordnung. Aber wir dürfen Kajsa nicht mehr Einblick in die Ermittlung gestatten als unbedingt nötig.«

»Genau das wollte ich mit dir klären. Das Problem ist ja, dass die meisten Zeugen nur das erzählen, was *ihrer Meinung nach* relevant ist. Kajsa ist da nicht anders, vermute ich.«

»Und?«

»Wenn Kajsa etwas mehr Einsicht in unsere Ermittlungen hätte, dann könnte sie leichter verstehen, was an ihrem Material für uns von Bedeutung ist und was nicht. Zum Beispiel wäre es sinnvoll, wenn sie wüsste, warum wir glauben, dass der Mord an Hauge und der Mordversuch an Brekk zusammenhängen.«

»Oder sie beabsichtigt, ihre Quellen zu schützen, wie das Journalisten nun mal machen, und benutzt die Informationen, die wir ihr geben, zu ihrem Vorteil«, entgegnete Mosseng voller Skepsis.

»Das glaube ich nicht«, sagte Karsten. »Und es kann ja auch gut sein, dass sie etwas weiß, was wir nicht wissen, und sich gar nicht bewusst ist, dass das wichtig für uns sein kann. Oder sie erzählt nichts, weil sie davon ausgeht, dass wir es schon längst wissen.«

Mosseng sah Karsten nachdenklich an. »Kannst du garantieren, dass sie im Fall des Falles die Information für sich behält?«

»Ja«, sagte Karsten ohne zu zögern. »Abgesehen davon arbeitet sie freiberuflich und hat nichts mit aktueller Berichterstattung zu tun. Sie denkt und arbeitet lieber langfristig, da wäre es auch gar nicht in ihrem Interesse, irgendetwas an Kollegen weiterzugeben, die das Geschehen aktuell verfolgen. Sie ist so oder so eher jemand, der Informationen lieber für sich behält.«

55

Die Befragung von Kajsa wurde in einem kleinen, engen Vernehmungsraum durchgeführt, der so spartanisch eingerichtet war, wie es in Fernsehserien häufig dargestellt wurde: ein runder Tisch mit drei Stühlen und eine Kamera an der Wand, das war alles. Even Runde und Beth Ross saßen Kajsa gegenüber. Karsten war mit einem Stuhl in den Raum hereingekommen und hatte sich an der Tür niedergelassen, so dass er hinter Kajsa saß.

Beth Ross begann mit der Vernehmung. Sie ging systematisch vor und stellte zunächst Fragen über Svein Hauge. Kajsa erzählte von ihrer Arbeit an der *MeToo*-Dokumentation, von ihrem Kontakt mit Linda Stene, von der Tonaufnahme, und berichtete, was Hauge zu ihr gesagt hatte.

»Aber das habe ich Karsten doch schon alles erzählt«, unterbrach Kajsa ungeduldig. Beth wirkte überrumpelt und blickte über Kajsas Schulter zu Karsten hin.

»Wir können das viel effizienter machen«, fuhr Kajsa fort. »*Ich* habe nämlich etwas, was ich *euch* erzählen möchte.«

»Ach ja?«, fragte Beth.

»Nachdem Brekk gestern mit dem Messer angegriffen wurde, habe ich über zwei Dinge nachgedacht. Aber erklärt mir doch bitte erst mal, welcher Zusammenhang zwischen Brekk und Hauge besteht.«

Beth war noch verwirrter als zuvor. Abermals blickte sie über Kajsas Schulter, dann zur Seite auf Even.

»Was möchtest du uns denn erzählen?«, fragte Even mit ruhiger Stimme.

Kajsa berichtete, dass sie von einer Frau kontaktiert worden sei, die behauptete, Brekk habe sie vor acht Jahren vergewaltigt. Als er dann Justizminister geworden war, habe er sie bestochen, um sicherzugehen, dass sie den Vorfall nicht bei der Parteiführung melden würde.

Kajsa entging nicht, dass Even und Karsten einen Blick wechselten. »Wer ist sie?«, fragte Even.

»Ich kann ihren Namen nicht so ohne Weiteres preisgeben. Sie ist von der Geschichte noch immer sehr mitgenommen, und jetzt ist sie eine Quelle, die ich beschützen muss. Aber ich kann versuchen, sie zu überreden, sich bei euch zu melden.«

»Könntest du sie sofort anrufen?«, erklang Karstens Stimme von der Tür.

Kajsa stand auf und verließ den Raum. »Sie ist einverstanden, von euch kontaktiert zu werden«, sagte sie, als sie nach einer Weile wieder hereinkam. »Ihr Name ist Nora Berglund.«

Beth notierte Namen und Telefonnummer.

»Vergewaltigung?«, sagte Even.

Kajsa nickte und erzählte von der Reise des Komitees nach New York im Jahr 2010 und der Überweisung via Brekks Anwalt. »Offenbar ist er sehr gewalttätig geworden.«

»Und du glaubst ihr?«

»Ja.«

»Kann das Geld, das sie bekommen hat, unmittelbar auf Brekk zurückgeführt werden?«

Kajsa berichtete, woher das Geld gekommen war. »Sie wirkt glaubwürdig.«

»Und was war das andere, das du erzählen wolltest?«, fragte Beth.

Kajsa lehnte sich zurück. »Wie ist der Zusammenhang zwischen Brekk und Hauge?«, wiederholte sie und sah Even abwartend an.

Er seufzte demonstrativ, lächelte aber. Dann berichtete er von Andreas Biteruds Handynummer und den Nachrichten, die von diesem Anschluss sowohl an Brekk als auch an Hauge geschickt worden waren – auch als Andreas bereits tot war.

»Sie wurden also von derselben Person bedroht«, sagte Kajsa nachdenklich.

»Wir versuchen gerade, die gelöschten SMS auf Brekks Handy zu rekonstruieren«, erklärte Beth.

»Sind diese Nachrichten die einzige Verbindung zwischen Hauge und Brekk, von der ihr wisst?«

Jetzt sah Even über Kajsas Schulter zu Karsten. Er bekam offenbar grünes Licht und berichtete von der Theorie, dass Brekk in der Scheune des Biterud-Hofs möglicherweise misshandelt worden war. »Wir haben eben das Ergebnis von Brekks DNA-Probe bekommen. Die biologischen Funde in der Scheune stimmen mit seinem Profil überein.«

»Tatsächlich? Tja, es gibt auch noch einen anderen Zusammenhang zwischen dem Biterud-Hof und Haugen und Brekk.«

»Was?«, fragte Karsten von der Tür. Er stand auf und kam mit dem Stuhl an den Tisch. »Wovon redest du, Kajsa?«

Kajsa erzählte von ihrer Unterhaltung mit Ragnar Hansen, der an den Ermittlungen zum Mord an Kari Biterud im Jahr 2000 beteiligt gewesen war. »An einer Pinnwand in der Küche des Biterud-Hofs haben jede Menge Zettelchen gehangen. Und auf einem von denen standen sowohl Hauges als auch Brekks Name.«

Beth und Even starrten Kajsa ein paar Sekunden lang schweigend an. »Scheiße!«, entfuhr es Beth. »Das muss irgendwo in einem der Berichte stehen.« Sie hob die Hände. »Aber ich habe natürlich nicht alle Unterlagen durchforstet, das sind Unmengen.«

»Die Polizei hat anscheinend nicht viel Zeit auf dieses Zettelchen verwendet«, sagte Kajsa. »Die beiden kamen als Verdächtige nicht infrage, und außerdem hingen da viele andere Zettel, die teilweise keinen Sinn ergaben. Kari Biterud hatte sich auch aufgeschrieben, dass sie die Polizei kontaktieren wollte, aber das hat sie nie getan. Es gab nichts, was Hauge oder Brekk mit dem Tatort oder der Ermordeten verband.«

»Hast du eine Idee, weswegen Kari Biterud die beiden Namen aufgeschrieben hatte?«, fragte Beth.

»Nein. Außerdem war es nicht ihre Handschrift – die Polizei konnte nie herausfinden, wer diesen Zettel geschrieben hat. Die Frage ist jetzt natürlich, ob es einen Zusammenhang zwischen dem Zettel, dem Mord an Kari sowie dem Mord an Hauge und dem Mordversuch an Brekk gibt. Ich habe nicht viel Ahnung von Wahrscheinlichkeitsrechnung, aber es kann doch kein Zufall sein, dass Hauges Name genau an dem Tatort auftaucht, wo er später selbst tot aufgefunden wird, und dass Brekk dort möglichweise misshandelt wurde. Es existiert übrigens noch biologisches Material aus dem Fall Kari Biterud. Zuletzt wurde vor zwölf Jahren versucht, daraus ein vollwertiges DNA-Profil zu erstellen. Vielleicht ist es ja an der Zeit, einen erneuten Versuch zu wagen.«

»Das schlägst du der Polizei also als nächsten Schritt vor?«

Karsten hob die Augenbrauen und setzte eine übertrieben fragende Miene auf.

»Natürlich. Aber auf die Idee seid ihr sicher schon selbst gekommen?«, sagte sie und äffte seinen Gesichtsausdruck nach.

56

Als Beth nach Øvre Blomsterhagen kam, stand ein Krankenwagen auf dem Hofplatz. Zwei rot gekleidete Männer kamen mit Ingeborg Samuelsen auf einer Trage aus dem Haus.

Beth war zuvor in Heggedal gewesen und hatte mit Nora Berglund gesprochen. Wie so oft, wenn sie mit Vergewaltigungsopfern sprach, hatte sie es auch jetzt wütend gemacht, mitansehen zu müssen, wie die Betroffene noch immer unter dem Vorfall litt. Im Übrigen war sie mit Kajsa einer Meinung: Nora Berglund wirkte glaubwürdig.

Nachdem Kajsa von dem Zettel mit den beiden Namen an Kari Biteruds Pinnwand berichtet hatte, war Beth zu der Ansicht gelangt, dass es sinnvoll sei, noch einmal mit Nachbarn und Freunden der Familie zu reden und neue Fragen zu stellen.

Beth ging auf die Frau zu, die an der Treppe stand. Sie heiße Ingunn und habe ihr Pferd hier im Stall stehen, sagte sie, nachdem Beth sich vorgestellt hatte.

»Was ist denn passiert?«, fragte Beth.

»Ich weiß nicht genau. Ich habe sie gefunden, sie lag im Keller. Ich habe Ingeborg schon seit ein paar Tagen nicht gesehen. Normalerweise sitzt sie jeden Tag auf ihrem Stuhl an der Treppe. Draußen ist so schönes Wetter, und da wollte ich mich erkundigen, ob sie vielleicht krank ist. Ich habe geklingelt, aber als sie nicht zur Tür kam, bin ich ins Haus gegangen und habe sie gerufen. Sie hat nicht geantwortet, und dann habe ich gesehen, dass die Tür zum Keller offen stand. Ich hatte natürlich Angst, dass sie vielleicht die Treppe hinuntergefallen war oder es ihr sonst nicht gut ging.«

»Und, war sie gefallen?«

»Ich glaube nicht. Aber sie lag unten im Gang, war ganz durcheinander und konnte nicht aufstehen. Da habe ich dann den Notruf gewählt. Ich glaube aber nicht, dass sie einen Schlaganfall oder so etwas hatte, ihre Mimik war ganz normal.«

»Wo ist denn der Sohn?«

»Ich bin vor zwei Stunden hergekommen, habe ihn aber nicht gesehen.«

*

Beth sprach ebenfalls mit Dagny Lia, der Frau, die Kari Biterud vor achtzehn Jahren tot aufgefunden hatte. Dagny erzählte, dass ältere Jungen damals des Öfteren in der Gegend nach kleinen Jobs gefragt hätten. Sie klingelten überall an den Türen oder hängten Zettel an Laternenpfählen oder im Laden auf.

Konnte es so einfach sein? Aber wieso hatte auf dem Zettel keine Telefonnummer gestanden, unter der man sie hätte erreichen können?

Beth schaute auch bei Rikard Jansrud vorbei. Astrid und Andreas hatten Brekk und Hauge sicher gekannt, meinte er, konnte sich aber nicht erinnern, dass Kari oder die Zwillinge etwas mit ihnen zu tun gehabt hatten.

Auf dem Biterud-Hof war es völlig still. Beth hielt sich selbst nicht für einen Gefühlsmenschen, eher im Gegenteil. In ihrer Welt ließ sich alles aus rationalem Denken ableiten und aus naturwissenschaftlichen Zusammenhängen zwischen Ursache und Wirkung erklären. Auch zum Tod hatte sie ein abgeklärtes Verhältnis. Sie fürchtete sich nicht vor dem Sterben, sondern glaubte, dass man eine Weile auf der Erde lebte – eine Nanosekunde im großen Zusammenhang –, dass danach Schluss war und es nichts Weiteres gab. Beth fand solch eine Lebensanschauung vorteilhaft, sie machte es einfacher, Mordfälle zu untersuchen, tote Menschen anzusehen und Tatorte zu analysieren.

Beth nahm die Eindrücke aus Haus, Scheune und Umgebung in sich auf, lauschte den Vögeln. Die Sonne stand hoch am Himmel, es war Sommer, es war warm, und alles war grün und fruchtbar. Auch wenn der Hof einsam und verlassen dalag, fiel ihr doch auf, wie schön und sanft die umgebende Landschaft war.

Ließen sich die Antworten in der Geschichte dieses Hauses finden?, dachte sie. War es möglich, sich dem Täter von einer anderen Seite zu nähern, anstatt die Antworten im eigentlichen Verbrechen zu suchen? Wenn die Kriminaltechniker keine Antworten finden konnten, wo sollte man dann suchen?

Ein Mann, der seine Kinder und seine Frau misshandelt und dann verunglückt, mit dem Sohn als einzigem Zeugen. Die Mutter ermordet, die Tochter psychisch krank. Eine Tragödie, hatte Beth gedacht. Aber sprach es nicht geradezu gegen die Natur, dass einer Familie so viel Unglück widerfahren war? Wie groß war so eine Wahrscheinlichkeit?

Beth trat auf das Haus zu, während sie nach einem Wort suchte, das das unangenehme Gefühl beschreiben konnte, das sie beim Näherkommen verspürte. Was für ein Unsinn, dachte sie. Ich habe dieses Gefühl nur, weil ich weiß, was hier geschehen ist, weil ich Fotos von Hauge in der Scheune sowie Bilder des toten Andreas Biterud im Wohnzimmer gesehen habe. Außerdem löst der Verfall falsche Gefühle von Unheimlichkeit aus, weil der Hof selbst schon so lange auf dem Totenbett gelegen hat.

Sie öffnete das Vorhängeschloss mit dem Schlüssel, den sie mitgenommen hatte. Gleich hinter der Tür lag ein kleiner Vorraum, den sie durchquerte, dann ging sie langsam weiter in die Küche. Vor der Wohnzimmertür blieb sie kurz stehen und ließ den Blick die Treppe hinaufgleiten. Kurz entschlossen ging sie nach oben. Das Holz wirkte morsch, vorsichtig verlagerte sie ihr Gewicht von einem Fuß auf den anderen. Andreas Biterud war zwar nicht im Dachgeschoss gewesen, doch ließen sich dort oben womöglich Spuren der Vergangenheit finden?

Als sie oben an der Treppe ankam, war alles um sie herum dunkel. Beth schaltete ihre Taschenlampe ein und sah, dass es vier Türen gab. Hinter der ersten lag eine kleine Kammer, die fast leer war. Nur ein paar Pappkartons, ein alter Toaster, einige Töpfe und ein Weihnachtsbaumständer waren zu sehen. Die zweite Tür führte in ein Zimmer, das auf den Lensmannsvei hinausging und über einen kleinen Altan verfügte. Das Fenster war zerbrochen, die Vorhänge waren zu Fetzen zerfallen, und von dem kleinen Anbau war fast nichts mehr übrig. Auf der anderen Seite des Gangs gab es ein identisches Zimmer, dessen Fenster auf die Felder und den Wald dahinter hinausging. In den Schränken hingen Kleider, Röcke, ein paar Pullover und Blusen. Dem Stil nach zu urteilen, musste es sich um Kari Biteruds Zimmer gehandelt haben. Das letzte Zimmer war sicher auch eine Kammer, dachte Beth und öffnete die Tür.

Sie zuckte zusammen, als der Lichtstrahl der Taschenlampe direkt in zwei Augen fiel.

Es war ein großer Teddybär, der auf einem der beiden Betten saß. In einer Kommode hinter der Tür befanden sich Damenunterwäsche und ein paar T-Shirts. Plötzlich überkam sie wieder dieses unheimliche Gefühl, das sie schon auf dem Hofplatz verspürt hatte. Sie schüttelte es ab und fragte sich: Was erzählt mir dieses Zimmer? Eingeklemmt zwischen den anderen Zimmern, keine Fenster, eine schräge Decke, zwei Betten ... Der Unwille, sich in diesem Haus aufzuhalten, wurde immer stärker.

Gerade als sie die Tür schließen wollte, fiel ihr Blick wieder auf den Teddybären. Sie trat ans Bett und hob ihn hoch. Er war etwa fünfzig Zentimeter groß, dunkelbraun, die Nähte, die Mund und Nase betonen sollten, waren verschlissen, der Stoff war verblichen. Wem hast du gehört?, dachte sie, legte ihn wieder zurück und schob ihn zurecht. Im selben Moment spürte sie etwas Hartes unter dem Daumen und hob den Teddy abermals hoch. Mit der Fingerspitze folgte sie der harten Kante. Im Saum war ein kleines Loch, Beth bekam einen Faden zu fassen und zog ihn heraus. Im Inneren des Teddybären lag ein kleiner Zeichenblock. Fast alle Seiten waren bemalt. Die meisten Bilder waren in dunklen Farben gehalten, schwarz, braun, dunkelblau. Hier und da war an einigen Stellen etwas Rot und Lila hinzugefügt worden, die Striche waren hart, wie in Wut auf das Papier gepresst. Einige Bilder waren weicher, ausgeführt in Pastellfarben oder mit Kohlestift. Auf der ersten Seite stand *Eigentum von Astrid Biterud*, darunter: *13. April 1994*, und unten in der Ecke *For my eyes only*, alles in einer zierlichen Schreibschrift.

Beth nahm eine plötzliche Veränderung der Luft wahr, als ob jemand das Zimmer durchschritt. Sie schloss die Augen, eilte die Treppe hinunter, rannte hinaus in die Sonne, in die Wärme. Ihr war kalt. In ihrem Notizbuch hatte sie verschiedene Jahreszahlen und Daten mit Stichwörtern verzeichnet: Am 3. März 1995 war die sechzehnjährige Astrid in Blakstad eingewiesen worden, zwei Monate nachdem sie ein Kind geboren hatte, das gestorben war. Beth rechnete neun Monate zurück und landete bei April 1994. Es konnte also durchaus sein, dass sie ungefähr dann angefangen hatte, diese Zeichnungen zu machen, als das Kind gezeugt worden war.

Beth blätterte weiter, viele der Zeichnungen weckten Assoziationen an Leid, Zwang, Bestrafung. Waren dies die Vorstellungen eines kranken Geistes oder waren es Astrids Beschreibungen tatsächlicher Erlebnisse? Beth hielt bei einer Zeichnung inne. Die zeigte einen weiblichen Unterleib. Der Kopf eines Kindes wurde aus der Vagina hinausgepresst, während Blut aus der Frau herausströmte. Die Zeichnung war gewaltig und überdimensioniert. Beth ließ den Blick über die Gebäude gleiten. Schwangerschaft, Kind, Psychiatrie, dachte sie und blätterte weiter. Als sie zu einem Landschaftsbild kam, trat sie hinter das Wohnhaus, blickte über die Wiese in Richtung Wald, hielt den Zeichenblock vor sich und erkannte das Motiv. Die Landschaft war sanft und mild, mit Hügelkuppen und leicht ansteigenden Berghängen, großen Äckern, niedrigen Büschen und hohen Bäumen. Sie blätterte um und war überrascht. Das Bild einer Frau mit entblößtem Unterleib, der Körper angespannt und leicht gekrümmt, ihre Schenkel wurden von zwei Paar großen Händen auseinandergepresst. Offenbar brutale Hände.

War Astrid vergewaltigt worden?

Sie machte sich eine Notiz und dachte nach.

Vergewaltigung.

Zwei Paar Hände. Zwei Männer?

Rache, schrieb sie.

Sie schrieb *Brekk* und *Hauge* mit Fragezeichen in ihr Notizbuch und überlegte. Wer kam mit größter Wahrscheinlichkeit als Helfer von Andreas infrage? Wer rächte sich immer noch?

Sie notierte: *Ivar Samuelsen oder Rikard Jansrud?*

Es roch nach Sommer, warmer Erde und saftigem Gras. Das hier hätte ein Paradies sein können. Beth holte tief Luft, hob den Kopf und schloss die Augen.

Es ergab Sinn. Aber warum passierte das alles jetzt, nach so vielen Jahren?

Beth lächelte schwach. Sie hatte das Gefühl, sich in die richtige Richtung zu bewegen, und war gespannt, was Karsten zu ihren Überlegungen sagen würde. Heute Abend wollte sie mit einem Kollegen ins Kino – Lasse. Sie hatte ihn seit ihrer ersten Begegnung gemocht und freute sich auf den Abend.

»Hallo, sind Sie schon wieder hier? Sie geben wohl niemals auf, wie?«

Beth fuhr zusammen. »Oh, hallo.« Sie war so in Gedanken versunken, dass sie ihn erst bemerkte, als er direkt hinter ihr stand.

»Was ist denn das?«, fragte er und zeigte auf den Zeichenblock, den Beth an ihre Brust presste.

Beth lächelte freundlich. »Leider kann ich ...«

Noch ehe sie den Satz beenden konnte, hatte er ihr den Block aus der Hand gerissen. Er erstarrte, als er die Zeichnung sah, die Beth zuletzt betrachtet hatte. »Wer hat das gemalt?«, fragte er.

»Das kann ich nicht ...«

»Wer?«, unterbrach er sie.

»Astrid Biterud«, sagte sie und trat einen Schritt zurück. Seine Augen wirkten nicht mehr freundlich, das Lächeln war verschwunden, ein bitterer Zug lag um seinen Mund.

»Astrid?«, sagte er erstaunt. »Woher haben Sie das?«

Sie streckte die Hand aus. »Geben Sie mir den Block zurück«, sagte sie streng.

Er stieß sie weg.

»Lassen Sie mal sehen.«

Er zeigte auf ihr Notizbuch.

Da sie keine Anstalten machte, seinem Wunsch nachzukommen, befahl er den Hund einen Schritt vor. Keiner von beiden ließ Beth aus den Augen. Er stellte sich dicht neben sie, der Hund setzte sich.

»Geben Sie es mir.«

»Nein«, sagte sie.

Er schnippte mit den Fingern, der Hund knurrte und stand auf. »Geben Sie es mir«, sagte er wieder, dieses Mal lauter.

Das Knurren des Hundes ließ nicht nach. Die Hand des Mannes schoss vor, seine Finger schlossen sich um ihren Hals, sie hatte keine Chance sich zu befreien. Er riss ihr das Buch aus der Hand. Sie hustete und rang nach Atem. Er starrte lange auf das Notizbuch, sah dann auf, erwiderte ihren Blick, spähte schweigend und verbissen umher. Abwägend.

Er hat gesehen, was ich weiß, was ich vermute. Er ist es, das sehe ich an seinem Blick. Er hat sich verraten. Was macht er jetzt?

»Soso«, sagte er ruhig, »das denken Sie also?«

Beth zwang sich, seinem Blick standzuhalten. »Sie können nicht ...«

Er stopfte sich den Zeichenblock in den Hosenbund und gab ihr das Notizbuch. Dann zeigte er auf den Weg, ohne den Blick von ihr abzuwenden. »Beweg dich!«

57

Kajsa war auf dem Weg zum Kindergarten, um Jonas abzuholen, als Karsten anrief. »Du hast dich mit Beth Ross unterhalten, als du heute Vormittag da warst«, sagte er. »Worüber habt ihr gesprochen?«

»Weshalb fragst du?«

»Wir können sie nicht erreichen. Sie ist nach Asker gefahren, um mit Nora Berglund zu reden und sich nochmals mit den Nachbarn und Freunden von Andreas Biterud zu unterhalten. Sie hätte schon längst zurück sein müssen.«

»Sie hat mich verschiedene Dinge gefragt, hauptsächlich über Nora Berglund und die Familie Biterud. Sie hatte sogar eine Zeitleiste mit dem Leben der verschiedenen Personen angefertigt, die Hinweise darauf gab, was wann mit wem passiert ist. Ich habe ihr daraufhin erzählt, dass Ivar und Rikard sich in der Jugend schlimm zerstritten haben und seither nichts mehr miteinander zu tun hatten. Ich glaube, dass beide in Astrid verliebt waren, und Beth wollte wissen, ob einer der beiden vielleicht der Vater ihres Kindes gewesen sein könnte.«

»Glaubst du das?«

»Das ist natürlich möglich.«

»Hat Beth dir erzählt, was sie vorhatte?«

»Nein. Vielleicht ist sie zum Biterud-Hof gefahren und hat die Zeit vergessen. Oder ihr Handy-Akku ist leer. Ich will Jonas abholen und kann nachsehen, ob sie da irgendwo ist.«

»Nein, nicht nötig, ich schicke eine Streife.«

»Ich bin nicht weit weg. Ich brauchte bloß zwei Minuten.«

*

Am Hof stand schon ein Streifenwagen. Kajsa ging näher heran und versuchte die Tür zu öffnen, doch sie war verschlossen. Sie lief um Haus und Scheune, rief nach Beth, aber es war ganz still. Etwas weiter entfernt hörte sie das Tuckern eines Traktors und das Wiehern eines Pferdes auf Øvre Blomsterhagen. Kajsa ging zum Kücheneingang, blieb stehen und spähte über die Felder. Plötzlich entdeckte sie Rikard Jansrud, der mit seinem Hund aus dem Wald kam. Sie winkte und ging ihm entgegen. Er befahl dem Hund, sich hinzusetzen. Der Hund knurrte leise.

»Der mag mich wohl nicht«, sagte Kajsa.

Jansrud deutete ein Lächeln an.

»Haben Sie heute hier irgendwo eine junge Polizistin herumlaufen sehen?«

»Die mit den rosa Haaren?«

Kajsa nickte.

»Sie ist vor einer Weile kurz bei mir gewesen.«

»Waren Sie jetzt lange mit ihrem Hund unterwegs?«

»Ungefähr eine Stunde.«

Im selben Moment hörten sie das Geräusch eines klingelnden Telefons.

»Woher kommt das denn?«, fragte Kajsa und ging auf das Geräusch zu.

Etwa fünfzehn Meter entfernt lag ein Handy neben dem Weg im Gras. Kajsa beeilte sich, Karsten anzurufen.

»Ich glaube, dass etwas mit Beth passiert ist«, sagte sie

schnell. »Ihr Wagen steht hier, und etwas weiter habe ich ihr Handy auf dem Boden gefunden.«

Sie sah, dass Rikard und der Hund ihr nachkamen, und fügte schnell hinzu: »Rikard Jansrud ist auch hier. Er ist mit seinem Hund unterwegs.«

58

Beth Ross lag auf hartem Boden. Ihre Hände und Füße waren gefesselt, ein breites Klebeband verschloss ihren Mund und war um ihren Kopf gewickelt. Ihr Puls dröhnte in Hals, Ohren, Brust, ein Gefühl, als ob der ganze Körper gegen die harte Unterlage schlug. Sie versuchte, positiv zu denken: Bei der Arbeit vermissen sie mich, sie wissen, wohin ich gefahren bin, der Wagen steht beim Hof.

Zwei Mal hatte sie so getan, als ob sie stolperte. Beim ersten Mal hatte sie das Handy ins hohe Gras fallen lassen, beim zweiten Mal das Notizbuch.

Sie finden die Sachen. Sie kapieren, dass etwas nicht stimmt. Sie suchen nach mir.

Doch da war ein anderer Gedanke, der sich immer wieder ins Bewusstsein schob: *Ist es das Ende?*

Nein, nein ... Ich darf nicht so denken. Ich muss stark bleiben.

Auf dem Weg war er hinter ihr hergegangen, mit dem Hund vor sich. Sie ging regelmäßig zum Kickbox-Training, joggte mehrmals die Woche. Mit ihm wäre sie vielleicht fertiggeworden – aber nicht mit dem Hund.

Sie atmete durch die Nase ein, so tief es ging, und ließ die Luft langsam wieder entweichen. Noch ein, zwei Mal und immer weiter.

Er kann mich nicht gehen lassen. Ich weiß, dass er es ist.

*

Beth kam es vor, als ob nicht viel Zeit vergangen war, ehe er wieder zurückkam.

Er löste das Klebeband von ihrem Mund. »Wasser«, sagte er.

Ihr Hals und Mund waren völlig ausgetrocknet, sie trank gierig.

»Was haben Sie mit mir vor?«, fragte sie.

»Du stellst hier nicht die Fragen, sondern ich«, erwiderte er. »Was habt ihr über Brekk herausgefunden?«

»Was meinen Sie denn?«

»Das weißt du sehr wohl. Kommt er durch? Habt ihr Spuren an seinem Haus gefunden?«

»Nein«, log sie. »Wir haben nichts gefunden. Brekks Zustand ist kritisch.«

»Und Hauge?«

»Seine Sachen werden analysiert, aber soweit ich weiß, haben die Techniker nichts gefunden«, sagte sie.

»Du lügst mich doch nicht an, oder?«

»Nein. Aber was ...«

»Schhhhh! Ich muss nachdenken.«

Er saß regungslos da, betrachtete sie mit ernstem Blick. »Verflucht!«, sagte er plötzlich.

»Dein Handy.« Er fing an, ihre Taschen zu durchsuchen. »Wo ist es?«

»Ich ... ich weiß nicht. Ist es nicht da?«

»Nein. Wo ist es?«

»Ich muss es verloren haben.«

»Und das Notizbuch?«

»Wenn es nicht da ist, muss ich es verloren haben, als ich hingefallen bin.«

Breitbeinig stand er über ihr und starrte sie wütend an. »Du hältst dich wohl für besonders schlau«, fauchte er und ging zur Tür. Dann blieb er stehen, sah sie wieder an.

»Niemand wird dich jemals finden«, sagte er und ging hinaus.

59

Der Polizeidistrikt Oslo wurde bei der Suche nach Beth Ross von Reservisten und Mannschaften vom Roten Kreuz unterstützt. Auch Hubschrauber und Hundepatrouillen wurden eingesetzt. Karsten verlagerte die taktische Ermittlung in die Polizeistation Asker, um in der Nähe des Suchgebiets zu sein. Zwei Stunden nachdem Beth als vermisst gemeldet wurde, bat die Polizei alle Menschen, die Beth gesehen oder sich im Bereich des Lensmannsvei aufgehalten hatten, sich zu melden. Sie zeichneten die Bewegungen am und um den Biterud-Hof in dem Zeitraum nach, in dem Beth vermutlich dort angekommen war. Es wurde nach technischen Spuren und Auffälligkeiten im Terrain gesucht, außerdem erfolgte eine Auswertung der Mobilfunkdaten ihres Handys. Alle leeren Gebäude, Brunnen oder Bewässerungsschächte in der Umgegend wurden aufgelistet und nach und nach überprüft. Etwa fünfzig Meter hinter dem Wohnhaus fand einer der Suchhunde Beths Notizbuch. Aus den Aufzeichnungen ging hervor, dass sie eine Theorie aufgestellt hatte, nach der Astrid Biterud vergewaltigt worden war, und dass Hauge und Brekk damit zu tun haben könnten. Der letzte Eintrag bestand aus zwei Namen: Ivar Samuelsen oder Rikard Jansrud. Das Notizbuch wurde daraufhin auf Fingerabdrücke und andere biologische Spuren untersucht.

Karsten hatte unmittelbar um Genehmigung zur Hausdurchsuchung bei Samuelsen und Jansrud ersucht. Außerdem sollten sie körperlich untersucht werden. Das Gericht erlaubte die Maßnahmen nur bei einem der beiden. Rikard Jansrud war vermutlich der Letzte, mit dem Beth Kontakt gehabt hatte, außerdem hatte er sich zum Zeitpunkt ihres Verschwindens in der Gegend aufgehalten. Im Hinblick auf Ivar Samuelsen hatte das Gericht keine unmittelbaren Verdachtsmomente erkannt.

*

Als Karsten und Even vor Rikard Jansruds Reihenhaus anhielten, kam er ihnen mit seinem Hund an der Leine entgegen. In der anderen Hand hatte er eine Reisetasche.

»Was wollen Sie denn jetzt schon wieder?«, fragte er und schloss die Haustür auf.

»Dürfen wir hereinkommen?«, fragte Karsten und zog ein Papier aus der Tasche. »Wir haben einen Durchsuchungsbefehl.«

»Wieso denn das?«

»Unseres Wissens nach waren Sie der Einzige, der sich zum Zeitpunkt von Beth Ross' Verschwinden in der Gegend aufgehalten hat, und vermutlich sind Sie auch der Letzte, mit dem sie gesprochen hat. Deswegen hat ein Richter entschieden, dass wir Ihr Haus durchsuchen dürfen.«

»Lassen Sie sich nicht aufhalten«, entgegnete Jansrud und ließ sich auf das Sofa fallen.

Überall im Haus war es bemerkenswert aufgeräumt und sauber. Im oberen Stockwerk gab es ein Badezimmer und zwei Schlafzimmer mit gemachten Betten, im einen Zimmer ein Doppelbett, im anderen ein Einzelbett. In diesem Zimmer stand auch ein Schreibtisch mit einem Laptop, und es gab ein paar Bücherregale. Im Erdgeschoss lagen die Küche, das Wohnzimmer sowie eine Kombination aus Waschraum und Gästetoilette. Der Geräteschuppen neben der Haustür war bis auf ein paar Eimer Farbe, einen Werkzeugkasten und eine Schneeschaufel leer.

»Haben Sie eine Garage?«, fragte Even.

»Ja.«

»Zeigen Sie uns die bitte.«

Jansrud führte sie zu einer kleinen Anlage mit zehn nebeneinanderliegenden Garagen und schloss die nächstliegende auf. Ganz offensichtlich war er ein Mann, der nicht zum Sammeln neigte, denn auch seine Garage war so gut wie leer.

»Besitzen Sie einen Wagen?«

»Nein. Sind Sie jetzt zufrieden?«, sagte er und knallte die Garagentür wieder zu.

»Haben Sie noch andere Immobilien? Eine Hütte, zum Beispiel?«

»Nein.«

»Lassen Sie uns bitte zurück zum Haus gehen, wir möchten Ihnen ein paar Fragen stellen«, sagte Karsten.

Sie gingen zurück und setzten sich ins Wohnzimmer. »Wo waren Sie gestern Abend?«, fragte Even.

»Weshalb wollen Sie das wissen?«

»Beantworten Sie bitte die Frage.«

»Ich war zu Hause.«

»Und am 23. Mai nach 22:30 Uhr?«

»Zu Hause.«

»Woher wissen Sie das so genau, ohne erst mal nachdenken zu müssen?«

»Weil ich um diese Zeit immer zu Hause bin. Wo sollte ich auch sonst sein? Ich gehe um neun mit dem Hund raus und lege mich nach den Abendnachrichten ins Bett.«

»Dürfen wir Ihnen eine DNA-Probe entnehmen?«

»Nein.«

»Wir können Sie dazu zwingen«, sagte Even und deutete auf den Gerichtsbeschluss.

Jansrud seufzte entnervt. Even nahm ein Set zur Probenentnahme hervor und strich dann mit einem Wattestäbchen über die Innenseite von Jansruds Wangen.

»Jetzt möchte ich Sie noch bitten, sich auszuziehen«, sagte Karsten.

Rikard Jansrud starrte ihn ungläubig an. »Was?!«

»Wir möchten uns vergewissern, dass Sie keine körperlichen Verletzungen haben, und außerdem möchten wir Ihre Nägel auf biologische Spuren untersuchen.«

Ein paar Sekunden lang stand Jansrud bloß reglos da. Dann stürzte er plötzlich zur Haustür. Noch bevor er dort angekommen war, hatte Even ihn überwältigt.

60

Als er zurückkam, hatte er eine Thermoskanne mit Kaffee dabei.

Als wären wir auf einem Ausflug, dachte Beth.

Er löste das Klebeband von ihrem Mund, führte die Tasse an ihre Lippen und stützte ihren Kopf behutsam mit der anderen Hand. Beth wurde nicht klug aus ihm, im einen Moment wirkte er kalt und zynisch, im nächsten geradezu fürsorglich. *Reden, ich muss mit ihm reden. Beherrscht auftreten. Ihn nicht provozieren. Jetzt gerade suchen sie nach mir, sie sind bestimmt schon in der Nähe.*

Er kniete neben ihr. Hockte einfach nur da und musterte sie. Sie schloss die Augen.

Jetzt passiert es, jetzt tötet er mich.

Plötzlich merkte sie, dass er sich hinter sie legte und sich eng an ihren Rücken schmiegte. Beth spürte seinen warmen Atem in ihrem Nacken, sie fuhr zusammen, als seine Hand über ihre Wange streichelte, weiter hinunter über den Hals und zur Brust. Sie versuchte, normal zu atmen, erwartete schon, seine Finger unter ihren Kleidern zu fühlen. Stattdessen fuhr er mit der Hand über ihr Schlüsselbein und ihre Schulter, dann den Oberarm hinunter bis zum Ellbogen. »Ich bin bei Frauen nie so gut angekommen«, flüsterte er, als ob er ihr ein Geheimnis verriete.

Beth Stimme klang dünn, sie hörte es selbst. »Wirklich nicht?«

»Nein.«

»Das kann ich mir nicht vorstellen«, zwang sie sich zu sagen.

»Tja ... liegt wohl mehr daran, dass ich nicht ... dass ich es nicht hinbekommen habe ... das mit Nähe. Etwas in mir wurde zerstört. Vor langer Zeit.«

Beths Hände und Füße waren immer noch gefesselt, ihre Gelenke und Muskeln taten weh, besonders in der einen Schulter fühlte sie einen stechenden Schmerz.

Reden. Ich muss weiter mit ihm reden.

»Sind Sie schüchtern?«

»Ich bin im Umgang mit Frauen immer unsicher gewesen, eigentlich im Umgang mit allen. Aber das ist nicht alles.«

Sie spürte seine Hand ihren Rücken hinuntergleiten, hielt den Atem an und wartete. Doch er zog die Hand plötzlich zurück, fuhr an ihrer Wirbelsäule hoch bis zum Nacken.

»Was denn dann?«, fragte sie.

»Etwas, das passiert ist ... vor langer Zeit. Nicht der Rede wert.«

Eine Weile war er still, seine Hand bewegte sich langsam.

»Es ist schön, hier so zu liegen«, sagte er. Seine Stimme verriet ihr, dass er jetzt lächelte.

Was hat er mit mir vor? Er braucht mich nicht. Er hat es selbst gesagt, ich bin eine Gefahr für ihn.

Seine Hand ruhte auf ihrer Hüfte, Beth spürte die Wärme. Dann strich er wieder über ihren Schenkel.

»Ist das gut so?«, fragte er.

»Ja.«

»Gefällt es dir?«

»Ja, es ist ... es ist schön.«

»Hast du einen Freund?«

»Nein.« Sie versuchte, freundlich zu klingen. »Ich bin mit Männern nicht so geschickt.«

»Wir sind uns ziemlich ähnlich«, sagte er und legte die Hand um ihren Hals.

61

Ivar Samuelsen war auf der Koppel. Karsten blieb neben dem Stall stehen, ohne sich zu erkennen zu geben. Samuelsen ging mit einem schwarzen Pferd herum, das äußerst unruhig wirkte. Immer wieder blieb es stehen, riss den Kopf weg, schreckte auf, lief rückwärts und stampfte mit den Hufen auf. Jedes Mal trat Samuelsen dicht an das Pferd heran, streichelte sein Maul und redete mit ihm. Nach einer Weile schien das Tier ruhiger zu werden, und Samuelsen führte es weiter im Kreis. Das Geschehen wiederholte sich mehrmals. Und jedes Mal, wenn das Pferd unruhig wurde, blieb er stehen und streichelte es, hielt sein Gesicht direkt vor das Maul des Tieres und sprach mit ihm. Nach einigen Runden machte er neben dem Pferd ein paar Schritte rückwärts. Er hörte nicht auf, es zu streicheln, packte dann den Sattel mit beiden Händen und schwang sich schnell hinauf. Das Pferd wurde wieder unruhig, warf den Kopf herum, bäumte sich auf und wieherte. Samuelsen beugte sich vor. »So ist's gut, so ist's gut, ganz ruhig«, hörte Karsten ihn sagen.

Es war faszinierend mitanzusehen, wie Samuelsen langsam, aber sicher die Kontrolle über das Pferd gewann. Immer wenn es nervös wurde, stieg er ab, sprach leise mit ihm, ging ein paar Runden im Kreis und schwang sich wieder in den Sattel.

Nach etwa zehn Minuten trat Karsten ans Gatter. Samuelsen stieg ab und kam zu ihm.

»Sieht gar nicht so einfach aus«, sagte Karsten.

»Na, das können Sie laut sagen. Der Besitzer wollte ihn

schon zum Abdecker bringen, der Hengst ist schwierig zu reiten.«

»Aber Sie schaffen es.«

Samuelsen lächelte. »Man muss bloß deutlich machen, wer der Boss ist, und geduldig sein. Es wäre völliger Wahnsinn, so ein tolles Pferd zu töten.«

»Sie reden mit ihm?«

»Ja, er muss eine freundliche Stimme hören. Das brauchen wir alle ab und an. Was kann ich denn für Sie tun?«

Karsten erklärte, dass die Polizei gern alle Gebäude auf Øvre Blomsterhagen durchsuchen würde.

»Tun Sie sich keinen Zwang an«, entgegnete Ivar Samuelsen. »Aber die Suchmannschaften sind schon hier gewesen. Suchen Sie noch was anderes als die vermisste Polizeibeamtin?«

»Wir haben keinen Durchsuchungsbefehl. Sie können sich also weigern«, sagte Karsten.

»Nein, bitte, ich habe nichts zu verbergen.«

Samuelsen brachte das Pferd in den Stall. Karsten und Even warteten beim Haus auf ihn.

Karsten fragte, ob sie hereinkommen und sich ein wenig unterhalten könnten, woraufhin Samuelsen nickte und ins Haus ging. Even gab den wartenden Kollegen ein Zeichen.

Samuelsen führte sie ins Wohnzimmer. Es war deutlich, dass die Mutter bei der Einrichtung das Sagen gehabt hatte, es gab schwere Vorhänge mit Volants, und überall standen kleine Ziergegenstände herum. Sie nahmen auf dem Sofa Platz, Samuelsen ließ sich in einem Sessel aus dunklem Leder nieder, der vor einem großen Flachbildschirmfernseher stand.

»Worum geht es denn?«, fragte er.

Ziemlich entspannt, dachte Karsten und erkundigte sich dann nach dem Zustand der Mutter.

»Es geht ihr ganz gut, sie ist schnell wieder auf die Beine gekommen. Die Ärzte meinen, sie habe ihre Medikamente verwechselt, von irgendwas zu viel genommen. Sie wird morgen in ein Pflegeheim verlegt.«

»Sie sind unserer Kollegin Beth Ross doch schon mal begegnet. Haben Sie sie heute auch gesehen?«, fragte Karsten.

»Nein, heute nicht.«

»Kannten Sie Nachrichtenredakteur Svein Hauge sowie Justizminister Roar Brekk, als die noch jung waren?«

»Ich wusste natürlich, wer sie waren, aber sie waren ein paar Jahre älter als ich.«

»Hat Andreas sie gekannt?«

»Nicht besser als ich.«

»Und Astrid, seine Schwester? Kannte sie die beiden?«

»Das weiß ich nicht.«

»Wo waren Sie gestern Abend gegen 23:30 Uhr?«, fragte Even.

»Was war denn da?«

»Es wäre nett, wenn Sie einfach nur die Frage beantworten könnten«, sagte Karsten.

»Ich war gestern den ganzen Abend zu Hause. Allein. Meine Mutter ist ja im Krankenhaus.«

»Und wo waren Sie heute Vormittag?«

»Überwiegend hier auf dem Hof. Ich habe eine Runde mit dem Hund gedreht, im Asker-Zentrum was erledigt, und ansonsten war ich mit dem Pferd beschäftigt, das Sie eben gesehen haben.«

»Okay. Können Sie sich erinnern, ob Andreas Biterud eine offene Rechnung mit jemandem hatte? Hat er vielleicht etwas erlebt, das ihn all die Jahre während seiner Abwesenheit gequält hat?«

»Andreas?«, sagte Samuelsen erstaunt. »Kann ich mir nicht vorstellen.«

»Was würden Sie sagen, wer war Andreas' bester Freund? Rikard Jansrud oder Sie?«

»Andreas hatte viele Freunde.«

»Wir würden gern eine DNA-Probe von Ihnen nehmen«, sagte Karsten. »Geht das?«

»Muss ich?«

»Sie müssen nicht, aber wir hätten gern eine Speichelprobe.«

»Wozu?«

»Das kann ich Ihnen nicht sagen.«

»Kann ich darüber nachdenken?«

»Wir würden das gern sofort machen.«

»Ich ...« Er lächelte versöhnlich. »Ich verstehe nicht weshalb.«

»Sie möchten also nicht?«

»Werde ich irgendwie verdächtigt?«

»Nein. Aber es sollte doch kein Problem sein, eine freiwillige Probe abzugeben, wenn Sie, wie Sie sagen, nichts zu verbergen haben«, warf Even ein.

»Ich würde Ihnen raten, mit uns zusammenzuarbeiten«, sagte Karsten.

»Das tue ich. Immerhin lasse ich Sie hier jeden Winkel durchforsten.«

»Könnten Sie bitte einmal Ihren Oberkörper freimachen?«

»Warum zum Teufel sollte ich das tun?«, sagte Ivar Samuelsen und schüttelte gereizt den Kopf. »Ich ... Ich empfinde das als äußerst unangenehm. Ich habe nichts getan, ich bin ein gesetzestreuer Mensch.«

Karsten breitete die Hände aus. »Reine Routine.«

»Ich fühle mich grundlos verdächtigt.«

»Okay, lassen Sie uns über Astrid reden«, fuhr Karsten ruhig fort.

»Astrid? Wieso das?«

»Waren Sie ein Paar, bevor sie krank wurde?«

»Was hat das mit der Sache zu tun? Ich verstehe nicht ...«

»Beantworten Sie die Frage.«

»Sie hat sich oft ein Pferd von mir ausgeliehen, und wir sind häufig zusammen ausgeritten.«

»Astrids Schwangerschaft ...«, sagte Karsten und blickte Samuelsen eindringlich an. Der starrte ein paar Sekunden zurück und lächelte dann. »Sie glauben, dass ich das war? Da irren Sie sich.«

»Sicher?«

»Natürlich bin ich sicher. Es ist unmöglich.«

»Sie hatten keinen Sex?«

»Nein.«

»Von wem wurde Astrid dann schwanger?«

»Das weiß ich nicht.«

»Kann es Rikard Jansrud gewesen sein?«

»Nein, das glaube ich nicht. Die hatten jedenfalls keine Beziehung.«

Karsten erhob sich. »Überlegen Sie sich das mit der Speichelprobe. Es wäre sowohl für uns als auch für Sie von Vorteil, wenn wir Sie unter all den Menschen im Umfeld von Andreas Biterud aus den Ermittlungen streichen könnten.«

»Streichen? Das klingt, als ob ich doch verdächtigt werde.«

»Aber nein, das ist nur die übliche Polizeiroutine«, wiederholte Karsten.

»Ich werd's mir überlegen«, entgegnete Samuelsen.

62

Um 23 Uhr rief Karsten alle Ermittler zu einer Besprechung zusammen. Auf dem großen Bildschirm am Ende des Raums war ein Foto von Beth Ross' Notizbuch zu sehen. »Das Letzte, was sie notiert hat, waren zwei Namen mit einem Fragezeichen dahinter: *Ivar Samuelsen oder Rikard Jansrud?*«, sagte er. »Wie wir wissen, war Jansrud der Einzige, der zum ungefähren Zeitpunkt von Beths Verschwinden auf dem Biterud-Hof gewesen ist. Bei ihm zu Hause allerdings findet sich keine Spur von ihr. Er hat eine Speichelprobe abgegeben, und es wurde eine vollständige Leibesvisitation vorgenommen. Zwangsweise, wie ich betonen muss. Er hat keinerlei Schnittwunden, Kratzspuren, blaue Flecken oder sonstige Verletzungen am Körper. Jansruds Speichelprobe wird jetzt mit dem DNA-Profil verglichen, das aus den bei Roar Brekk gefundenen Haaren erstellt wurde. Ebenso werden sein Computer und sein Mobiltelefon untersucht. Dann zu dem anderen Namen in Beths Notizbuch: Ivar Samuelsen. Wir haben alle Gebäude auf Øvre Blomsterhagen durchsucht, ohne Ergebnis. Allerdings weigert er sich, eine Speichelprobe abzugeben. Wir haben keine Handhabe, um Zwang gegen ihn auszuüben. Beth hat die Worte *Vergewaltigung* und *Rache* sowie Brekks und Hauges Namen notiert. Das kann bedeuten, dass sie eine Theorie hat, nach der einer der beiden«, er zeigte auf die Namen Jansrud und Samuelsen, »mit großer Wahrscheinlichkeit der Mithelfer von Andreas Biterud gewesen ist. Und dass die Rache in Verbindung mit einer Vergewaltigung steht, die von den Opfern in unserem Fall verübt wurde«, fügte er hinzu. »Tatsächlich ist das bis jetzt im Hinblick auf das Motiv die beste Theorie. Allerdings wissen wir nicht, was genau Beth zu der Theorie veranlasst haben könnte.«

»Samuelsen und Jansrud sind also unsere Hauptverdächtigen«, sagte Even. »Sowohl was den Mord an Hauge und den Mordversuch an Brekk betrifft als auch die Entführung von Beth?«

»Bessere Kandidaten haben wir momentan nicht«, sagte Karsten. »Wir werden beide heute Nacht überwachen. Und eine Sache noch: Die Abteilung für ungelöste Kriminalfälle bei der Kripo hat beschlossen, noch einmal einen Versuch zu unternehmen, ein vollständiges DNA-Profil aus den biologischen Spuren erstellen zu lassen, die damals bei Kari Biterud sichergestellt wurden. Die Untersuchung ist bereits im Gang.«

63

Mittwoch, 30. Mai

Karsten und Even standen auf dem Biterud-Hof, als die Sonne sich über Nesoddland erhob. Die Polizei hatte für die Suchaktion ihre Kommandozentrale auf dem Hof eingerichtet, und ein großes weißes Zelt war aufgebaut worden. Die verdeckten Ermittler hatten gerade gemeldet, dass während der Nacht weder bei Jansrud noch bei Samuelsen Bewegungen verzeichnet worden seien.

Die Suchmannschaften waren losgezogen, um die Felder und Wiesen zwischen dem Wald und der Besiedelung am Lensmannsvei zu durchkämmen.

»Wartephase«, sagte Even mit ernster Stimme. »Ist manchmal kaum auszuhalten.«

»Du siehst todmüde aus«, meinte Karsten.

»Ich bin immer müde«, entgegnete Even. »Ich habe mich daran gewöhnt, müde zu sein. Du weißt ja, Theodor hat Koliken, da bekomme ich nie genug Schlaf. Die Frauen reden immer vom Stillnebel. Ich komme mir manchmal auch wie in einer Art Nebel vor. Im Papa-Nebel vielleicht. Gestern sollte ich Theodor aus dem Kindergarten abholen. Ich hab's vergessen.« Even schloss die Augen und fuhr sich mit der Hand langsam über Mund und Kinn.

»Ich hoffe, dass Beth lebt.«

Karsten legte ihm eine Hand auf die Schulter.

»Verdammt ... Manchmal hasse ich diese Arbeit wirklich«, sagte Even.

Karsten fuhr nach Hause, um zu duschen. Even, der in Oslo wohnte und einen längeren Fahrtweg hatte, begnügte sich mit den Duschen in der Polizeistation Asker.

Karsten wechselte nur ein paar Worte mit Kajsa. Sie wollte Jonas gerade in den Kindergarten bringen. Thea und Anders rannten an ihm vorbei, um pünktlich in die Schule zu kommen.

Er blieb lange unter der Dusche stehen, dachte kurz darüber nach, wie gut Kajsa aussah, beinahe wie vor ihrer Krebserkrankung, abgesehen davon, dass sie viel zu dünn war. Es hatte Tage gegeben, an denen er sich fragte, ob er jemals wieder das Original zurückbekäme: die Kajsa, die ihm eine Ruhe gab, die er nie zuvor gekannt hatte. Die Kajsa, die ihn dazu brachte, anders über sich selbst und andere zu denken. Die herausfordernde, spontane und witzige Kajsa. Er hatte so furchtbare Angst bekommen, als sie die Diagnose erhielt. Er war umhergegangen und hatte gedacht: Ich kann sie verlieren. Sie kann sterben. Und nachdem die Operation und die Nachbehandlung gut verlaufen waren und sie wieder als gesund galt, war ihm ein Felsbrocken vom Herzen gefallen. Aber dennoch war nicht alles wie vorher.

Die Gedanken an Beth nahmen wieder überhand. Sie hatte der Ermittlergruppe neue Dynamik und neue Energie verschafft. Er mochte sie.

War sie noch am Leben?

Als Karsten aus der Dusche stieg, fühlte er sich mit einem Mal kraftlos und musste sich setzen. Sechsunddreißig Stunden hatte er nicht geschlafen. Geduld, ermahnte er sich selbst. Geduld.

64

Während die Suchaktion mit unverminderter Kraft fortgesetzt wurde, machten sich die Ermittler an einen erneuten Durchgang aller Dokumente und Berichte in den aktuellen Fällen. Jedes Steinchen wurde umgedreht, jede Aussage und jeder Hinweis abermals auf Herz und Nieren geprüft. Die Polizei nahm sich die Lebensläufe von Ivar Samuelsen und Rikard Jansrud vor, fand aber nichts, was sie hätte weiterbringen können. Sie suchten nach etwas, das sie vielleicht übersehen hatten, ein Zusammenhang, der noch niemandem aufgefallen war. Neben der erneuten Durchsicht der Zeugenaussagen nahmen sie auch Kontakt mit Ivar Samuelsens Mutter auf, doch ohne Ergebnis. Sie fing an zu weinen und murmelte, dass sie auf Ivar aufpassen müsse, als handele es sich bei ihrem Sohn um ein kleines Kind. Es gab nicht die geringste Spur von der Person, die Hauge in die Scheune gelegt hatte, und die Untersuchung von Beths Notizbuch auf Fingerabdrücke blieb ergebnislos. Karsten tat etwas, was er sonst nie tat – er fragte bei der Gerichtsmedizin nach. Denn tatsächlich gab es eine Sache, die sie in der Ermittlung einen Schritt weiterbringen könnte: der DNA-Test von Jansrud. Karsten hörte, dass die Person, die das Gespräch annahm, leicht genervt reagierte. *Wir arbeiten so schnell wie möglich, wir wissen, dass es eilt, aber es braucht eben die Zeit, die es braucht*, war die Antwort, die er zu hören bekam.

Um zwölf Uhr am Tag nach Beths Verschwinden hielten Karsten und seine Chefin, Hilde Mosseng, eine Pressekonferenz in der Polizeistation Asker ab. Die Fragen der Presse zielten sowohl auf die Ermittlungen in den Fällen Hauge und Brekk als auch auf die Suche nach Beth Ross ab. Die frustrierte Reaktion auf den Mangel an Antworten war der leicht aggressiven Art, in der die Journalisten ihre Nachfragen stellten, deutlich anzumerken. »Ist es nicht eher so, dass diese Ermittlungen unter Ihrer Leitung zum völligen Stillstand gekommen sind, Kjølås?«

»Der Justizminister unseres Landes wird überfallen, ein führender Redakteur wird ermordet, eine Ihrer Mitarbeiterinnen ist verschwunden – und Sie haben nicht die geringste Spur. Entspricht das den Tatsachen, Kjølås?« Karsten musste sich zusammenreißen, um Fragen wie diese ruhig und beherrscht zu beantworten.

Nie zuvor hatte er bei einer Ermittlung so viele Mitarbeiter zur Verfügung gehabt. Viele blieben nach ihrer Schicht sogar noch länger im Büro, wer keinen Dienst hatte, meldete sich freiwillig. Eine ihrer eigenen Kolleginnen wurde vermisst, und alle wussten, wie entscheidend die ersten 24 Stunden in einer solchen Situation in der Regel waren.

Karsten stellte sich ans Fenster und betrachtete die Journalisten und Fotografen draußen. Rikard Jansrud und Ivar Samuelsen waren abermals in der Polizeistation befragt worden, ohne dass etwas Neues dabei herausgekommen war. Nicht das Geringste. Ihre Aussagen stimmten mit den früheren Erklärungen völlig überein. Beide waren ziemlich empört darüber, zum wiederholten Mal über dieselben Dinge befragt zu werden, zu denen sie sich bereits mehrmals geäußert hatten.

Gibt es etwas, das meine Perspektive verrückt hat? Übersehe ich etwas? Ist mir irgendein Detail entgangen, mit dem sich das Puzzle lö-

sen lässt? Karstens Gedanken vermischten sich mit einer zunehmenden körperlichen Rastlosigkeit.

Fast zwanzig Jahre hatte Karsten als Mordermittler gearbeitet. Die meisten Morde geschahen im Rausch: Alkohol oder Drogen. Manche Morde wurden von psychisch Kranken begangen. Die Motive waren für gewöhnlich im Kreis der Menschen um den Ermordeten zu finden. Da ging es um Gier, um Eifersucht, um Konflikte, und manchmal wurde ein Mord im Affekt begangen. Aber diese Sache war völlig anders – sie war kalkuliert und geplant. Was Karsten am meisten zusetzte, war die Tatsache, dass der Täter Svein Hauge mit voller Absicht einige Tage lang grausamen Leiden ausgesetzt hatte. Hatte es dem Täter *gefallen*, ihn so zu sehen? Dieser Hass, der dahinterstecken musste, woher kam der nur? Aber alles, was die Polizei hatte, waren Vermutungen und Theorien. Keine heiße Spur.

Rikard Jansrud und Ivar Samuelsen. Waren sie dazu in der Lage, einen Menschen zu foltern, so wie Hauge gefoltert worden war? Oder Brekk mit einem Messer anzugreifen, um ihn zu töten? Beth zu entführen? Sie umzubringen? Es stimmte überhaupt nicht mit dem Eindruck überein, den Karsten von den beiden gewonnen hatte. Gleichwohl wirkte es verdächtig, dass Jansrud versucht hatte abzuhauen, als sie ihm eine Speichelprobe entnehmen wollten, und dass Samuelsen Nein gesagt hatte, als ihm klar geworden war, dass er nicht dazu gezwungen werden konnte. Aber andererseits hatte Karsten so etwas schon häufiger erlebt, ohne dass es von Bedeutung gewesen wäre.

Kajsa nahm an, dass Jansrud und Samuelsen sich in der Jugend zerstritten hatten, weil beide in Astrid Biterud verliebt gewesen waren. Aber war die Vergangenheit für die aktuellen Ermittlungen überhaupt relevant? Beging er einen Fehler, wenn er keine weiteren Ressourcen auf die *MeToo*-Spur verwendete? Immerhin waren Brekk und Hauge mehrfach des sexuellen Übergriffs beschuldigt worden ...

Einer von Karstens Mitarbeitern schaute in seinem Büro vorbei. »Ich habe jetzt die Informationen durchgesehen, die wir von der Gemeindeverwaltung bekommen haben«, sagte er und deutete auf ein paar Papiere in seiner Hand. »Wir haben den alten Brunnen auf dem Biterud-Hof gefunden und überprüft. Es gibt noch mehrere alte Brunnen in der Gegend, aber die sind schwierig zu finden. Die meisten sind vermutlich im Terrain versunken und wurden völlig überwuchert. Wir haben auch die Entwässerungsschächte in der Gegend um den Hof überprüft, allerdings konnte ich auf der Karte sehen, dass es solche Schächte auch bei einigen der neuen Häuserkomplexe auf der anderen Seite der Straße gibt, ein Stückchen weiter den Lensmannsvei hinunter.«

»Sehr gut. Nimm die Karte und fahr da hin. Ich gebe dem Einsatzleiter auf dem Biterud-Hof Bescheid.«

Der Kollege schien noch etwas auf dem Herzen zu haben. Karsten blickte ihn abwartend an.

»Beth und ich hatten uns fürs Kino gestern Abend verabredet«, sagte er.

24 Stunden waren seit Beths Verschwinden vergangen. Karsten konnte seine eigenen Gefühle in den Gesichtern vieler Kollegen wiedererkennen; die ersten untrüglichen Anzeichen für Mutlosigkeit und Verzweiflung.

Das Telefon klingelte, es war die Gerichtsmedizin. Die DNA-Probe von Jansrud war da. Das Profil passte nicht zu den Haaren, die nach dem Messerangriff bei Brekk gefunden worden waren. Karsten zog seine Jacke an, verließ das Büro und rief nach Even.

65

Als Kajsa Jonas in den Kindergarten gebracht hatte und zurück nach Hause kam, war Karsten schon wieder zur Arbeit gefahren. Sein Gesicht hatte ganz grau und eingefallen gewirkt. In der letzten Woche hatte er fast rund um die Uhr gearbeitet.

Im Laufe des Tages sichtete Kajsa ihr Material: Aufnahmen, Notizen und Hintergrundrecherchen. Abermals las sie durch, was sie von Ragnar Hansen über den Fall Kari Biterud erfahren hatte. Um vier Uhr nachmittags telefonierte sie mit Gro. Ein Fotograf der Produktionsgesellschaft befand sich auf Øvre Blomsterhagen. Gro erzählte, dass bei Kanal 4 eine Gedenkstunde für Svein Hauge stattfinden sollte und der Fotograf daher nach Olso fahren müsste, um Aufnahmen von der Zusammenkunft zu machen. Ob Kajsa wohl zum Lensmannsvei fahren könnte, es musste einfach jemand mit der Kamera in der Nähe sein, falls eine neue Entwicklung eintrat? Anders und Thea waren gerade nach Hause gekommen. Die beiden konnten auf Jonas aufpassen, und Thea bot sogar an, sich um das Abendessen zu kümmern. Kajsa konnte eine deutliche Veränderung an ihr feststellen; am Tag zuvor hatte sie sogar eine Schulfreundin zu Besuch gehabt. Sie hatte die beiden in Theas Zimmer lachen und Musik spielen hören. Zum ersten Mal, seit sie alle in diesem Haus lebten, war etwas Derartiges von Thea zu hören gewesen.

Gegen viertel nach fünf stellte Kajsa den Wagen am Straßenrand gegenüber vom Biterud-Hof ab und ging zu dem kleinen Hügel, der zwischen ihm und Øvre Blomsterhagen lag. Von dort aus hatte sie einen guten Überblick. Es war so warm, dass die Luft über den Feldern vibrierte, nicht ein einziger Grashalm bewegte sich.

Drüben am Waldrand, etwa 200 Meter entfernt, sah Kajsa einige Gestalten mit Reflexwesten. Auf dem Hof standen mehrere Streifenwagen und zivile Polizeifahrzeuge. Zwei Beamte und ein Mann vom Roten Kreuz beugten sich über eine Landkarte, die auf der Motorhaube eines Wagens ausgebreitet lag. Kajsa filmte die Männer und zoomte dann auf die Stelle, wo sie Beths Handy gefunden hatten. Dann ließ sie die Kamera in einem weiten Bogen über Äcker und Wiesen schweifen, über den Wald dahinter, vorbei an Skaugum und bis zur Kirche von Asker. Schließlich warf sie sich die Kamera über die Schulter und blickte hinüber zum Hof von Ivar Samuelsen. Zwei junge Mädchen kamen mit ihren Pferden aus dem Stall.

Kajsa ging den Lensmannsvei hinauf und lief dann im großen Bogen um Dagny Lias Haus herum. Von der anderen Seite der Felder würde sie einen interessanten Bildausschnitt bekommen, auf dem die Höfe Biterud und Øvre Blomsterhagen nebeneinanderlagen und dazu ein Rest der Bebauung am Lensmannsvei zu sehen war. Warum sollte sie die Zeit nicht nutzen, um ein paar Aufnahmen zu machen?

An mehreren Stellen sah sie Suchmannschaften, aber alle waren ein Stück weit von ihr entfernt. Sie liefen mit langen Stöcken herum, die sie unter Büsche steckten oder ins Gras bohrten, in der Hoffnung, auf etwas zu stoßen.

Falls sie Beth im offenen Gelände finden, ist die Wahrscheinlichkeit, dass sie noch lebt, eher gering, dachte Kajsa. Sie hatte Beth von Anfang an gemocht. Noch nie hatte sie eine Polizeibeamtin mit rosa Strähnen im Haar gesehen – anscheinend hatte sie keine Probleme damit, sich von anderen zu unterscheiden. Außerdem hatte sie Humor, sie lachte auf eine etwas raue und schroffe Art, die im Gegensatz zu ihrer femininen Erscheinung stand.

Kajsa war in der örtlichen Bibliothek gewesen und hatte alte Lokalzeitungen durchforstet. In dem Gebiet hinter dem Biterud-Hof hatte es schon im 18. Jahrhundert die ersten Siedlerstellen gegeben. In einem Buch hatte sie eine alte Landkarte gefunden und dieser entnommen, dass es Reste eines kleinen Pachthofes in der Nähe der Stelle gab, wo sie auf Rikard Jansrud und seinen Hund getroffen war. Wenn sie diesen Erdkeller finden könnte, den Andreas und seine Freunde sich seinerzeit eingerichtet hatten, könnte sie auf effektvolle Weise die Vergangenheit wiederaufleben lassen, indem sie eine Illustrationsszene mit ein paar Jungen drehte, die dort saßen und sich unterhielten, Bier tranken, rauchten und Karten spielten.

Nach einer Weile fiel ihr Blick auf die kleine Erhöhung im Gelände, da, wo der Hund von Jansrud sie so sehr erschreckt hatte. Sie lief zu der Stelle hinüber, lehnte sich an die große Birke und blickte über die Landschaft. Nicht weit von ihr entfernt war der Trommelwirbel eines Spechts zu hören, und in der Ferne erklang die Sirene eines Krankenwagens auf der E 18. Die Aussicht auf Skaugum sowie Nesoddland auf der anderen Seite des Fjords war spektakulär. Ein feiner Hitzedunst lag über dem Oslofjord. Drüben an der Gärtnerei wurde ein Wassersprinkler eingeschaltet. Der Boden begann sofort zu dampfen.

66

Karsten klingelte mehrmals bei Ivar Samuelsen, doch niemand öffnete, und die Tür war verschlossen. Even sah in der Scheune nach, Karsten suchte im Stall. Samuelsen war nirgendwo zu finden.

»Verflucht! Wo ist er bloß?« Even blickte umher. »Und wo sind die Beschatter?«

Nur eine Krähe antwortete ihm vom Wipfel eines großen Ahorns. Karsten und Even liefen zur Kommandozentrale auf dem Biterud-Hof. »Wo ist Samuelsen?«, rief Karsten, als er den Einsatzleiter entdeckte.

»Er ist im Pflegeheim und besucht seine Mutter. Wir haben ihn unter Beobachtung.«

»Wann ist er weggefahren?«

»Ist noch nicht so lange her, vielleicht vor einer halben Stunde.«

»Ruf an und frag nach, ob er noch da ist.«

Der Einsatzleiter sprach über Funk mit den verdeckten Ermittlern, die auf Samuelsen angesetzt waren. »Sein Wagen steht noch auf dem Parkplatz vor dem Heim«, sagte er schließlich.

»Die Beschatter sollen da bitte mal reingehen, wir müssen wissen, ob er tatsächlich da ist«, sagte Karsten.

Er ließ den Einsatzleiter nicht aus den Augen und starrte konzentriert zu ihm hinüber, während die Sekunden vergingen. Plötzlich nahm das Gesicht des Einsatzleiters einen völlig anderen Ausdruck an.

»Was ist?«, fragte Karsten ungeduldig.
»Er ist nicht da.«
»Ist das Pflegeheim weit weg von hier?«
»Nein, etwa einen Kilometer.«
»Schick den Hubschrauber noch mal hoch. Sofort!«

67

Die Wände bestanden aus großen Steinen. Es gab eine niedrige Tür aus schwerem, massivem Holz. Beth hatte sich in der Dunkelheit umhergewälzt, aber keinen anderen Ausweg gefunden. Die Tür war verschlossen. Einmal glaubte sie zu hören, dass jemand ihren Namen rief. Daraufhin hatte sie mit aller Kraft gegen die Tür getreten, aber nicht mehr als ein paar dumpfe Geräusche verursacht.

Beth war froh über jede Minute, die verging, ohne dass er zurückkam. Doch früher oder später würde er zurückkommen. Sie wusste, was er getan hatte und wozu er imstande war.

Sie suchen nach mir, sie finden mich.

Hatte Karsten sich schon an die Medien gewandt und um Hilfe gebeten? Stand sie schon auf der Titelseite der Zeitungen? Vermutlich hatten sie das Foto verwendet, das auch auf ihrem Dienstausweis zu sehen war. Es war nicht sonderlich schmeichelhaft, sie sah darauf eher aus wie eine Verbrecherin.

Sie sind bestimmt schon in der Nähe. Bald kommen sie, bald.

Ihre Mutter wusste schon Bescheid, da war sie ganz sicher. Jetzt waren bestimmt ihre drei Schwestern mit ihren Männern bei ihr und versuchten sie zu trösten, ohne die passenden Worte dafür zu haben. Überall im Haus waren jetzt wohl Menschen, denen die Worte fehlten. Vielleicht saßen sie auch ganz still, sahen die Nachrichten auf allen Kanälen, warteten und warteten, konnten nicht schlafen und fürchteten, dass es an der Tür klingelte und jemand kam, um mitzuteilen, dass sie tot war.

Durch einen Spalt unter dem Dach sickerte etwas Tageslicht herein. Und obwohl es draußen Hochsommer war, fror sie. Sie hatte das Gefühl, sich außerhalb der Welt zu befinden, am Rande der Wirklichkeit.

Sie überließ sich ihren Tränen, blies die Luft kräftig durch die Nase aus, um atmen zu können. Der Rotz lief über ihre Lippen. Doch plötzlich wurde sie von Panik ergriffen, als ihre Nase wieder verstopfte und das Atmen schwieriger wurde.

Es ist unmöglich, mich hier zu finden.

68

Mit der Kamera vor sich ging Kajsa langsam durch das Gras und lief auf der anderen Seite der kleinen Erhöhung wieder hinunter. Plötzlich sah sie ein paar Steine, die dick von Moos überwuchert waren. Sie drückte das Gebüsch zur Seite und ging weiter, die kleine Mauer wurde höher. Schließlich kam sie zu einer Ecke, umrundete sie und stand vor einer niedrigen Wand mit einer Tür aus altem, dunklem Holz.

Sie hatte den Erdkeller gefunden und verstand jetzt auch, weswegen er im Gelände so schwierig auszumachen gewesen war: In früheren Zeiten hatte es hier vermutlich eine offene Fläche gegeben, jetzt jedoch war der ganze Bereich mit dichtem Gestrüpp überwachsen. Von den anderen Seiten betrachtet, fügte sich der Erdkeller geradezu nahtlos in das Terrain ein. Kajsa hatte selbst auf ihm gestanden und gedacht, es handele sich um eine natürliche Erhöhung. Auf dem Dach wuchsen Wacholder, Blaubeeren und Heidekraut, es wirkte wie ein x-beliebiger kleiner Hügel.

An der Tür befand sich ein schwerer Riegel mit einem rostigen Vorhängeschloss. Kajsa machte ein paar Nahaufnahmen von der Tür und ging dann um die Ecke des Erdkellers herum. Er schien in eine Felsspalte hineingebaut worden zu sein, denn ganz hinten entdeckte Kajsa etwas nackten Felsen. Sie ließ die Kamera über die Steinmauer gleiten und hielt dabei den Blick auf das Display gerichtet. Als sie wieder zur Mauer hinsah, fiel ihr auf, dass ganz oben unterhalb des Grasdaches ein Stein fehlte. Sie legte die Kamera auf den Boden, hielt das Gesicht dicht an die Öffnung, aber es war drinnen zu dunkel, um etwas erkennen zu können. Sie zog ihr Handy aus der Tasche, schaltete die Taschenlampe ein und leuchtete hinein.

Was war das? Ein schwaches Geräusch, wie ein Kratzen. Woher kam das? Kajsa blickte umher. War es vielleicht ein Tier? Sie lauschte, jetzt war es wieder ganz still. Nein, da war es wieder. Das Kratzen kam von innen, dann hörte sie plötzlich auch ein schwaches Klopfen. Beth? Rasch hielt sie das Gesicht wieder vor die Öffnung und rief Beths Namen. Da hörte sie es wieder, das Klopfen und etwas, das wie ein Jammern klang. Im selben Moment raschelte es im Gestrüpp vor der Tür.

Beth ist hier drinnen. Jemand kommt.

Instinktiv krümmte sie sich an der seitlichen Steinwand zusammen, schob die Hand in die Tasche und stellte ihr Handy auf lautlos. Nach ein paar Sekunden hörte sie, dass das Schloss geöffnet und der Riegel zur Seite geschoben wurde. Die Türangeln quietschten.

69

Die Mannschaften suchten nicht länger nur nach Beth Ross – jetzt suchten sie auch nach Ivar Samuelsen. Karsten war auf dem Biterud-Hof. Dem äußeren Anschein nach wirkte er ruhig, in seinem Inneren jedoch tobte ein Sturm aus Fragen und Gedanken. Er hatte so etwas schon einmal erlebt, ein Gefühl, das an Panik erinnerte, vermischt mit Machtlosigkeit und äußerster Konzentration.

Er gab den Befehl, den Radius der Absperrung zu erweitern. Ein paar Fotografen hielten ihre Kameraobjektive auf ihn gerichtet wie Kanonen, sie witterten, dass etwas geschehen würde, weil die Suchmannschaften nicht mehr langsam und methodisch das Gelände durchforsteten, sondern rannten. Genau wie Karsten. Er lief zu dem Hügel zwischen dem Biterud-Hof und Øvre Blomsterhagen, um sich einen besseren Überblick zu verschaffen. Der Polizeihubschrauber flog in geringer Höhe über die Landschaft. Karsten ließ den Blick umherschweifen und entdeckte unten im Lensmannsvei einen Wagen am Straßenrand. Was zum ...?! Er rannte hinunter, lief auf die Straße, dann noch ein Stück weiter, um das Kennzeichen des Wagens erkennen zu können.

Kajsa ist hier.

Er rief sie an.

Geh ans Telefon, nimm ab. Jetzt mach schon!

Es klingelte lange.

»Hallo, hier ist Kajsa. Ich kann Ihren Anruf im Augenblick nicht ...« Karsten fluchte und lief zurück zur Kommandozentrale.

70

Mit dem Rücken an die Seitenwand gedrückt, bewegte Kajsa sich vorsichtig vorwärts und lugte um die Ecke. Die niedrige Tür stand offen, Kajsa trat einen Schritt vor, beugte sich hinunter und schob den Kopf durch die Türöffnung. Es war dunkel, doch der Schein einer Taschenlampe spendete etwas Licht, und sie konnte sofort den Mann erkennen, der dort in der Hocke saß. Beth lag direkt vor ihm auf der Seite, Hände und Füße hinter dem Rücken zusammengebunden, Klebeband vor dem Mund. Die Decke war niedrig, der Raum war klein, nur zwei oder drei Schritte trennten Kajsa von den beiden.

»Du falsches Miststück! Die Polizei weiß etwas!«, hörte sie ihn plötzlich brüllen. »Du hast gesagt, du hättest mir alles erzählt, aber du hast gelogen. Du hast mich angelogen!«

Kajsa sah, dass Beth verzweifelt den Kopf schüttelte, ein paar erstickte Laute waren von ihr zu hören.

Was soll ich jetzt tun? Ihn angreifen oder weglaufen und jemanden holen?, dachte Kajsa. Sie zog ihr Handy heraus, blickte gleichzeitig in den Erdkeller, sah, dass er nach etwas an seinem Gürtel griff, ein Messer in einer Scheide. Kajsa umklammerte den Handgriff ihrer Kamera.

»Du hast alles zerstört«, stöhnte er. Es hörte sich an, als ob er weinte.

Kajsa hob die Kamera und trat einen Schritt vor. Im selben Moment zückte er das Messer und stach auf Beth ein. Kajsa stürzte sich auf ihn und schlug ihm die schwere Kamera auf den Kopf. Er verlor das Gleichgewicht, sie schlug erneut zu und traf ihn an der Schläfe. Er stöhnte und brach zusammen. Kajsa packte die noch immer gefesselte Beth unter den Armen, zerrte sie mit sich zur Tür, hievte sie über die Schwelle, drehte sich um und sah, dass er wieder aufstand, das Messer noch immer in der Hand. Gerade als er zum Sprung auf sie ansetzte, schlug sie ihm die Tür vor der Nase zu, stemmte ihr ganzes Gewicht dagegen und zerrte den Riegel herunter. Es fehlte nur ein Millimeter, um ihn vorschieben zu können. Genau in dem Moment, als Kajsa merkte, dass sie nicht die Kraft hatte, um sich noch länger gegen die Tür zu drücken, war plötzlich Beth neben ihr. Mit einem lauten Stöhnen warf sie sich gegen die Tür. Der Riegel schnappte ein. Kajsa schaffte es gerade noch, Beth aufzufangen, bevor sie hinfiel. Behutsam legte sie sie ins Gras und riss ihr das Klebeband vom Mund. Beths Lippen waren aufgeplatzt, ihr Gesicht war rot und geschwollen und ihr T-Shirt blutdurchtränkt.

71

Karsten hob die Hand, schirmte seine Augen vor der Sonne ab und spähte über die Wiesen hinter dem Hof.

Wo ist Kajsa? Wo ist Samuelsen?

Er hatte die vorübergehende Bewaffnung der Polizei beantragt. Mehrere Kollegen standen mit schussbereiten Waffen in der Nähe. Er schwitzte, sein Hemd klebte am Rücken fest, und Karsten ertappte sich dabei, dass er Regen herbeisehnte. Normalerweise war es Kajsa, der es so ging, sie joggte mit Begeisterung, wenn es in Strömen goss. Wenn andere ins Trockene flüchteten und sich über das schlechte Wetter beschwerten, lief sie hinaus. Zu Beginn hatte er es nicht verstanden, hatte sie damit aufgezogen, dass sie in ihrer Kindheit am Meer in Westnorwegen irgendeinen Schaden davongetragen hatte. Auch über den viel zu schwachen Wind beklagte sie sich. Karsten hatte während ihrer Zeit in Sunnmøre den Atlantikwind wirklich kennengelernt und erfahren, wie schnell sich das Wetter ändern konnte. Erst war es ungewohnt für ihn gewesen, nach einer Weile jedoch hatte er es gemocht, hatte begriffen, was Wind und Regen für sie bedeuteten, und hatte gleichfalls angefangen, im Regen zu joggen, oft mit ihr zusammen, in den Bergen oder am Strand.

Alle Testergebnisse sind in Ordnung, hatte sie gesagt. Ich bin gesund.

Aber es war lange her, dass sie sich nach Regen gesehnt hatte.

Wo ist sie?

Das Telefon in seiner Hand klingelte. *Kajsa* stand auf dem Display. Er nahm den Anruf an und hielt sich das Handy dicht ans Ohr. »Wo bist …?«

»Du musst herkommen!«, schrie Kajsa. »Beth ist …«

Ihre Stimme verzerrte sich, Karsten konnte nicht verstehen, was sie sagte, hörte sie nur schwer atmen, sie schien zu rennen, im Hintergrund war das Geräusch des Hubschraubers. »Beth ist … zum Wald … ich …«

»Ich kann nicht verstehen, was du sagst«, rief er. »Wo bist du?«

Sein Blick schweifte über die Landschaft. »Da!«, rief einer von seinen Kollegen und zeigte auf den Wald.

Karsten setzte sich langsam in Bewegung, den Körper vor lauter Anspannung leicht nach vorn gebeugt. Eine Gestalt kam etwa zweihundert Meter entfernt aus dem Wald gelaufen und winkte mit beiden Armen. »Ich sehe dich!«, rief Karsten ins Telefon. Er verließ den Weg, rannte über die Wiese wie ein Sprinter in einem Wettkampf.

Kajsa hatte Blut an den Händen und an ihrem T-Shirt.

»Wo … Wo bist du verletzt?«, sagte Karsten atemlos und nahm ihre Hände.

»Ich bin nicht … Es ist …«, sie zeigte in die Richtung, aus der sie gekommen war, »Beth. Ivar … Er hat auf sie eingestochen … mit einem Messer …«

»Ist sie am Leben?«, fragte Karsten.

»Ich glaube schon, ich … Ich weiß nicht … Ich konnte am Telefon nicht erklären, wo sie ist … Ich musste sie zurücklassen, um euch zu finden …«

Mehrere Polizisten waren inzwischen bei ihnen. Sie hörten das Geräusch des sich nähernden Hubschraubers.

»Weißt du, wo Ivar Samuelsen ist?«
»Er ist eingesperrt in einem Erdkeller.«
»Zeig uns den Weg«, sagte Karsten.

VII

72

Donnerstag, 31. Mai

Überall auf Øvre Blomsterhagen waren kräftige Scheinwerfer aufgebaut worden. Die Suchmannschaften hatten Verstärkung bekommen und jeden Millimeter der Gebäude abgesucht. Auch den Erdkeller hatte man überprüft, allerdings deutete nichts darauf hin, dass Svein Hauge dort gefangen gehalten worden war, ehe sie ihn gefunden hatten.

Beth Ross' Zustand nach der sofortigen Operation war stabil. Brekks Zustand galt nicht länger als kritisch, wurde aber immer noch als ernst bezeichnet. Er sollte noch einmal operiert werden und lag in einem künstlichen Koma.

Samuelsen war aus dem Erdkeller zur Polizeistation gebracht worden und wurde vernommen, hatte aber noch kein einziges Wort gesagt. Abgesehen von der Entführung und dem Messerangriff auf Beth hatte die Polizei keine Beweise gegen ihn. Ihm war eine Speichelprobe entnommen worden, jedoch dauerte es mindestens 24 Stunden, ehe ein DNA-Profil vorlag, das mit der DNA der auf Brekks T-Shirt gefundenen Haare verglichen werden konnte. Bei der medizinischen Untersuchung wurde auf Samuelsens Oberarm ein aus vier Strichen geformter Stern entdeckt – sowie kleine, kreisförmige Brandwunden in einer Linie bis hinunter zum Ellbogen. Genauso wie auf dem Arm von Andreas Biterud.

Karsten schickte die meisten taktischen Ermittler nach Hause, damit sie endlich ein paar Stunden Schlaf bekamen. Die Ergebnisse der nächtlichen Hausdurchsuchung auf Øvre Blomsterhagen standen noch aus.

Even bestand darauf, zu bleiben. »O Mann«, sagte er, »das ganze Gebäude stinkt nach Schweiß und abgestandenem Kaffee.«

Karsten streckte sich, fuhr mit der Hand über sein Gesicht und gähnte laut.

Im Erdkeller war ein Zeichenblock gefunden worden, der Astrid Biterud gehört hatte. Er hatte seit einiger Zeit auf Karstens Schreibtisch gelegen, ohne dass er Gelegenheit gefunden hatte, ihn näher zu untersuchen. Jetzt blätterte er langsam die Seiten um. Plötzlich hielt er inne, starrte, blätterte weiter. »Sieh mal hier«, sagte er und zeigte Even eine Zeichnung. »Stammt von Astrid Biterud.«

Die Kohlezeichnung zeigte die Oberkörper zweier Jungen, von der Taille bis zum Hals.

»Sterne und Brandwunden auf den Oberarmen«, sagte Even. »Das müssen Ivar Samuelsen und Andreas Biterud sein.«

»Ganz vorn im Block steht, wann sie angefangen hat zu zeichnen: 13. April 1994. Das Jahr bevor sie das Kind bekam.«

Karsten blätterte weiter und zeigte Even eine andere Zeichnung. Die Schenkel einer Frau wurden von zwei Paar Händen auseinandergedrückt. »Beths Theorie von der Vergewaltigung«, sagte Even leise. »Die hat sie aufgrund dieser Zeichnung aufgestellt.«

73

Der Durchbruch in den Ermittlungen zur Entführung und Ermordung von Svein Hauge erfolgte um drei Uhr nachts. Die Polizei hatte zunächst Stall und Scheune auf Øvre Blomsterhagen ergebnislos durchsucht und sich dann auf das Wohnhaus konzentriert. Auf dem Fußboden im Waschkeller entdeckten die Kriminaltechniker Blutflecken, die man versucht hatte wegzuwischen, und im Abflussrohr fand sich eine kleine Menge biologischen Materials. Die ersten Analysen ergaben, dass sie von einem Menschen stammten.

Karsten fuhr nach Hause. Noch ehe sein Kopf das Kissen berührte, war er eingeschlafen und wachte erst um halb neun am nächsten Morgen wieder auf. Als er herunter in die Küche kam, saß Kajsa am Tisch und verspeiste ihr Frühstück. Sie stand auf und schmiegte sich in seine Arme. Karsten drückte seine Lippen auf ihre Stirn. »Wie fühlst du dich?«, fragte er und schob sie ein Stückchen von sich weg.

»Erstaunlich gut. Du siehst allerdings aus, als könntest du einen Wachmacher gebrauchen.«

Sie setzte die Kaffeemaschine in Gang. »Ich fühle mich so gut wie schon lange nicht mehr«, sagte sie, als das Gerät zu zischen aufhörte.

»Das sieht man«, sagte Karsten und nahm den Kaffeebecher entgegen. »Ich hatte schon befürchtet, dass dich das Erlebnis im Erdkeller völlig fertigmachen würde.«

»Seltsamerweise ist eher das Gegenteil der Fall. Den Anblick von Samuelsen, wie er mit dem Messer auf Beth losgeht, werde ich wohl nie los. Und die Angst, als ich dachte, ich würde es nicht schaffen, ihn da einzusperren, vergesse ich wohl auch nie. Aber das Ganze hat mir auch verdeutlicht, wie schnell die Dinge geschehen können, wie schnell plötzlich Schluss sein kann, aufgrund von Krankheit, Unfällen oder weil man sich zur falschen Zeit am falschen Ort befindet. Das Leben ist gefährlich, aber ich kann nicht länger Angst vor dem Sterben haben, wenn die Ärzte sagen, dass ich gesund bin.«

»War es das? Hast du gedacht, du würdest sterben?«

»Die Nachwirkungen der Behandlung sind natürlich körperlich, und die verschwinden nicht über Nacht. Aber es ist auch ziemlich ermüdend, ständig Angst haben zu müssen, dass man vielleicht doch noch nicht wieder gesund ist, dass man auf Rückfälle wartet und nach Anzeichen sucht. Und nicht zuletzt denkt man die ganze Zeit, dass bald alles vorbei sein kann, dass man vielleicht nicht mehr dabei ist, wenn die nächsten Weihnachtsgeschenke aufgemacht werden, dass die Kinder ohne einen aufwachsen müssen. Und inmitten all dessen habe ich mich geschämt.«

»Geschämt?«, fragte Karsten erstaunt. »Wofür?«

»Für alles, was ich nicht schaffe, und dafür, dass ich eine schlechte Mutter und eine schlechte Lebensgefährtin bin.«

»Darüber hast du nie gesprochen. Ich wusste nicht, dass du so etwas denkst.«

»Nein ... Ich habe lange mitansehen müssen, wie Thea leidet, aber ich konnte erst dann eingreifen, als es schon fast zu spät war. Ich will nicht so eine Mutter sein. Ich möchte so sein, wie meine Mutter war. Stark und verlässlich.«

Karsten drückte ihre Hand, eine Weile saßen sie schweigend nebeneinander, bis er sich erhob. »Du bist die beste Mutter und die beste Lebensgefährtin«, sagte er und küsste sie auf die Stirn.

74

Even stand vor Karstens Büro im Osloer Polizeipräsidium und wartete auf ihn. Alle Ermittler waren inzwischen zurückgekehrt.

»Da bist du ja«, sagte Even erleichtert und ließ das Handy in die Tasche gleiten. »Ich wollte dich gerade anrufen.« Er legte eine betont lange Pause ein und grinste. Karsten begriff, dass er etwas mitteilen wollte, ging aber ruhig an ihm vorbei und betrat sein Büro. »Bist du nicht gespannt?«, fragte Even.

»Natürlich bin ich das.«

»Wir haben zwei Treffer bei den DNA-Proben. Sind eben reingekommen.«

»Ich wäre sehr überrascht, wenn es nicht Ivar Samuelsen wäre, der Brekk mit dem Messer angegriffen hat. Sonst stünden wir vor einem Problem.«

»Er war es.«

Karsten hängte seine Jacke an einen Haken. »Und der zweite? Konnten die Kollegen im Labor ein DNA-Profil im Fall Kari Biterud erstellen?«

»Ja, und du wirst es nicht glauben.«

Even schaffte es kaum, seine Aufregung zu verbergen.

»Du siehst aus wie ein kleiner Junge zu Heiligabend«, meinte Karsten und stützte die Ellbogen an der Schreibtischkante ab. Er sah Even abwartend an und setzte ein fragendes Lächeln auf, das ausdrücken sollte, dass er sich von Evens Sinn für Dramaturgie nicht beeindrucken ließ.

»Es war Brekks Haut unter ihren Nägeln.«

Karsten kratzte sich am Kinn. »Ach ja?«

»Wie schaffst du es bloß immer, so ruhig zu bleiben? Wir reden hier von unserem Justizminister, verdammt!«

75

Beth Ross sah mit ihrem rosa Haar, den schiefen Vorderzähnen und ohne Make-up ziemlich mitgenommen aus, wie sie da in ihrem Krankenhausbett lag. Sie lächelte schwach, als Karsten und Even hereinkamen. »Ich habe auf euch gewartet«, sagte sie. »Was hat euch so lange aufgehalten?«

»Wir befolgen nur den Rat der Ärzte.« Karsten zog sich einen Stuhl ans Bett heran. »Wie fühlst du dich?«

»Wie gerädert, etwas schlapp, aber auf dem Weg der Besserung.«

Beth erzählte, was passiert war, als sie Ivar Samuelsen auf dem Biterud-Hof getroffen hatte, nachdem sie im Haus gewesen war und Astrids Zeichenblock gefunden hatte. An das Drama, als Kajsa sie im Erdkeller gefunden hatte, konnte sie sich kaum erinnern, nur daran, dass Samuelsen mit einem Messer auf sie eingestochen hatte. Kajsa war aus ihrer Erinnerung gelöscht.

»Warum hast du die Namen Ivar Samuelsen und Rikard Jansrud in dein Notizbuch geschrieben?«, fragte Even.

»Kajsa meinte, dass beide in Astrid verliebt gewesen seien. In dem Block gibt es eine Zeichnung, die so aussieht, als ob eine Frau von zwei Männern vergewaltigt wird. Das konnte vielleicht das Motiv des Bruders gewesen sein, dachte ich. Und dann konnte jemand, der in sie verliebt war, also Samuelsen oder Jansrud, auch ein Motiv für Rache haben. Und da Brekk und Hauge die Opfer sind, liegt der Gedanke ja nahe, dass sie Astrid vergewaltigt haben.«

»Gute Schlussfolgerung«, sagte Even.

Beth versuchte sich aufzurichten, verzog vor Schmerzen aber das Gesicht und blieb liegen. »Aber jetzt erzählt mal, wie weit seid ihr gekommen, was sagt Samuelsen, hat er gestanden?«

»Nein«, erwiderte Even. »Und ich glaube auch nicht, dass er das tun wird. Er hat bis jetzt nicht ein verdammtes Wort gesagt.«

Karsten berichtete von den Funden im Waschkeller auf Øvre Blomsterhagen und von dem DNA-Treffer im Mordfall Kari Biterud.

Beth starrte die beiden Kollegen ungläubig an. »Ist das wahr? Jesses, was für eine Bombe. Jetzt können diese Journalisten, die uns für völlig inkompetent halten, sich in Grund und Boden schämen!«

»Du solltest jetzt erst mal nicht so viel daran denken«, sagte Karsten.

»Woran soll ich denn sonst denken?«, fragte Beth und lächelte etwas resigniert. »Ich habe hier doch alle Zeit der Welt.«

»Warte erst mal, bis du wieder bei der Arbeit bist.«

»Ich will dabei sein, wenn Samuelsen vernommen wird«, sagte sie. »Astrids Vergewaltigung ist ja nur eine Theorie, wir haben keine Beweise. Aber ich glaube, ich kann …«

»Beth, du wurdest mit einem Messer angegriffen. Du warst dem Tod so nahe«, sagte Karsten und hielt Daumen und Zeigefinger einen Zentimeter auseinander.

»Eben deswegen«, fiel sie ihm ins Wort. »Ich kenne ihn.«

»Nein«, sagte Karsten entschieden. »Wir gucken, wo wir stehen, wenn du wieder arbeitsfähig bist. Samuelsen sitzt die nächsten vier Wochen in Untersuchungshaft, mit Brief- und

Besuchsverbot. Wir haben also genügend Zeit, ihn zu knacken, und dazu kannst du bald auch wieder beitragen.«

»Aber …«, wandte Beth ein.

»Kein Aber. Konzentriere dich darauf, gesund zu werden. *Völlig* gesund. Das ist ein Befehl«, sagte Karsten und stand auf.

76

Dienstag, 5. Juni

Sechs Tage waren vergangen, seit Ivar Samuelsen mit dem Messer auf Beth Ross eingestochen hatte. Die Polizei hatte einen soliden Fall, die technischen Beweise waren eindeutig. Samuelsen hatte Brekk mit dem Messer angegriffen, Hauge im Waschkeller auf Øvre Blomsterhagen gefangen gehalten und Beth Ross beinahe umgebracht. Der achtzehn Jahre zurückliegende Mord an Kari Biterud war ebenfalls aufgeklärt. Roar Brekk würde des Mordes angeklagt werden, war aber noch nicht vernommen worden. Samuelsen war weiterhin stumm wie ein Fisch, es schien ihn nicht sonderlich zu berühren, dass er enttarnt worden war. Was die eingeritzten Sterne und die Brandnarben zu bedeuten hatten, konnte sich die Polizei bislang jedoch nicht erklären.

»Ach! Hallo, kommst du uns besuchen?« Karsten blickte erstaunt auf, als plötzlich Beth in der Tür stand.

»Ich komme euch nicht besuchen. Ich arbeite wieder.«

Sie legte ihre Jacke über einen Stuhlrücken und setzte sich. Ihre Bewegungen waren noch immer etwas langsam, ab und zu verzog sie das Gesicht.

»Aber du solltest doch nicht vor nächster Woche zurückkommen«, sagte Karsten.

Beth winkte ab. »Diese Theorie, dass Astrid vergewaltigt

wurde und dies das Motiv für Rache ist, passt zu etwas, woran ich neulich gedacht habe. Etwas, das Ivar in dem Erdkeller zu mir sagte«, meinte Beth nachdenklich. »Er sei im Umgang mit anderen immer etwas unsicher gewesen, sagte er, das läge an etwas, das vor langer Zeit passiert sei. Ist das vielleicht passiert, als Brekk und Hauge das Mädchen vergewaltigten, das Samuelsen liebte? Hat er gesehen, was passiert ist?«

Beth starrte gedankenverloren vor sich hin und machte dann eine jähe Kopfbewegung. »Astrids Zeichenblock«, rief sie. »Wo ist der?«

»Hier«, erwiderte Karsten und reichte ihr den Block.

»Und das Foto von dem Zettel an Kari Biteruds Pinnwand?«

Karsten rief es am Computer auf. Beth trat hinter ihn, ihre Blicke wanderten zwischen Astrids Eintrag ganz vorn im Block – *Eigentum von Astrid Biterud* – und den Namen Roar Brekk und Svein Hauge auf dem Zettel bei Astrids Mutter hin und her. Es war dieselbe Handschrift.

»Astrid erzählte ihrer Mutter, was sie mit ihr getan hatten«, sagte Beth. »Und was hat Kajsa nochmal gesagt?« Sie dachte angestrengt nach. »Natürlich, sie erzählte, dass auf einem anderen Zettel in der Küche von Kari Biterud *Polizei anrufen* gestanden hat. Kari hatte die Absicht, von der Vergewaltigung ihrer Tochter zu berichten. Vielleicht ist Kari ihm dann später zufällig begegnet, oder sie hat ihn aufgesucht und mit den Vorwürfen ihrer Tochter konfrontiert. In allen Müttern steckt schließlich eine Kriegerin. Und im Krieg gibt es immer Menschen, die sterben.«

77

Mittwoch, 6. Juni

Nachdem sie Ivar Samuelsens Mordversuch überlebt hatte, fühlte sich Beth Ross zunächst stark, ja fast unbesiegbar. Doch als sie nun vor der Tür des Vernehmungsraums stand, spürte sie wieder denselben hämmernden Herzschlag wie einige Wochen zuvor, als sie in dem Erdkeller festgehalten wurde. Ihre Hände waren feucht, für einen Moment war ihr übel.

»Bereit?«, fragte Karsten und legte ihr eine Hand auf die Schulter.

Sie hatten Samuelsen mit dem ausschlaggebenden Beweismaterial gegen ihn konfrontiert. Als sie ihn zu dem Stern und den Brandnarben am Oberarm befragten, hatte er, wie schon zuvor, nur gelächelt. Da die Theorie, dass Brekk und Hauge Astrid Biterud vergewaltigt hatten, nur auf ihren Zeichnungen beruhte – es gab keinerlei handfeste Beweise –, hatte Karsten ihn mit dieser Mutmaßung bisher nicht konfrontiert. Wie es die Routine vorsah, wollte er ihn zunächst dazu bringen, frei von sich aus zu erzählen, ohne ihn mit einer Andeutung in irgendeine Richtung zu drängen. Aus taktischen Gründen wusste Samuelsen ebenfalls nicht, dass der Mord an Kari Biterud inzwischen aufgeklärt war.

Roar Brekk befand sich noch immer auf der Intensivstation, sein Zustand war jedoch stabil. Da unsicher war, wann und ob er zu seiner Arbeit zurückkehren könnte, war er in Ehren entlassen und durch einen Justizminister von der Fortschrittspartei ersetzt worden.

Vorläufig war die Polizei nicht mit Informationen über die neue Beweislage im Mordfall Kari Biterud an die Öffentlichkeit gegangen. Es würde einen nie dagewesenen Pressezirkus geben, wenn Anklage gegen Brekk erhoben würde. Karsten wollte so lange wie möglich in Ruhe arbeiten können. Überhaupt hatte die Polizei sich im Hinblick auf die aktuellen Fälle nicht gegenüber der Presse geäußert, die Karsten jeden Tag daran erinnerte, dass Ergebnisse ausstanden. »So lauten die Fragen, auf die es von der Polizei keine Antwort gibt«, hatte VG am Tag zuvor geschrieben. Dagbladet hatte gleich nachgelegt: »Polizei tappt im Dunkeln. Attentäter schweigt weiter über sein Motiv.«

Beth hatte eine Idee vorgetragen, wie sie Ivar Samuelsen vielleicht zum Reden bringen könnte, und Karsten hatte schließlich entschieden, dass er es auf einen Versuch ankommen lassen wollte.

Beth nickte Karsten vor dem Vernehmungsraum zu: »Ich bin bereit.«

»Sicher?«

»Sicher«, sagte sie und streckte den Rücken durch.

Karsten ging als Erster hinein. Ivar Samuelsen saß mit seinem Rechtsanwalt am Tisch. Beth sah ihn nicht an, sondern blätterte in ein paar Unterlagen, während Karsten die Formalitäten herunterleierte. Als er fertig war, blickte sie auf und erwiderte seinen Blick. Beth zuckte zusammen. Er lächelte – nicht freundlich, nicht spöttisch, aber selbstsicher. Schnell tat Beth das, was sie mit Karsten abgesprochen hatte: Sie legte Aufnahmen von der Scheune auf dem Biterud-Hof vor ihn auf den Tisch. »Svein Hauge«, sagte sie, »starb infolge Ihrer Misshandlungen.«

Samuelsen sagte nichts, schaute die Fotos nicht an, sein

Blick wich nicht von ihrem Gesicht. Beth spürte, dass ihr heiß wurde. Sie legte ein neues Bild dazu. Es zeigte die Blutspuren vor Brekks Haus. »Roar Brekk, das Opfer Ihres Messerangriffs.«

Während der ganzen Zeit starrte Ivar Samuelsen Beth mit demselben Gesichtsausdruck an, fast so, als ob sie ihm leidtäte. Beth bemerkte den Schweiß auf ihrer Oberlippe und wischte sich über den Mund. Dann legte sie noch ein Bild vor ihn auf den Tisch, es war ein Foto, das die Kriminaltechniker von den Blutflecken im Erdkeller gemacht hatten. »Und dann ich«, sagte sie, lehnte sich zurück und zwang sich dazu, seinem Blick nicht auszuweichen. »Sie haben mich gefangen genommen und wollten mich umbringen.«

Er hob die Augenbrauen einen Millimeter.

»Ich war ein ... Was soll ich sagen?«, fuhr Beth fort. »Ein Unfall vielleicht. Jedenfalls hatten Sie das nicht geplant. Hatten Sie sich überlegt, mich gleich aus dem Weg zu schaffen? Konnten Sie es nicht tun? Oder wollten Sie erst ein wenig Nähe spüren? Aber egal, es geht letztlich nicht um mich, sondern um Ihre anderen beiden Opfer.«

Samuelsen drehte sich zur Seite und wandte den Blick von ihr ab.

»Was ist das Motiv für diesen Rachefeldzug?«, fragte Beth, beugte sich vor und starrte ihn ein paar Sekunden wortlos an. »Dieser Hass, Samuelsen, woher kommt der?«

Ihr Gegenüber stocherte mit dem Fingernagel in seinen Vorderzähnen herum.

»Sie waren in Astrid verliebt. Dann passierte etwas. Sie haben sie verloren. Etwas in ihr wurde zerstört. Etwas in Ihnen wurde zerstört. Was für schreckliche Dinge haben Brekk und Hauge getan, dass Sie sie foltern und töten wollten?«, fragte

Beth und legte ein Foto von Andreas Biterud auf dem Obduktionstisch zu den anderen Bildern. Sie zeigte auf die Narben an seinem Arm. »Woher hatte Andreas diese Narben? Und woher haben Sie sie?«

Schweigen. Mit einem mürrischen Gesichtsausdruck starrte er auf das Bild des toten Freundes.

»Wir können beweisen, was Sie getan haben. Für uns spielt es keine Rolle, ob Sie gestehen oder eine Erklärung abgeben, Sie werden ohnehin auf Grundlage der technischen Beweise verurteilt. Aber warum wollen Sie uns nichts über das Motiv verraten?«

Samuelsen lehnte sich zurück und schaute an die Decke.

»Weil Sie jetzt der Einzige sind, der die Wahrheit kennt? Haben Sie Andreas versprochen, niemals etwas zu verraten?«

Ein paar Sekunden lang blieb es völlig still im Raum. »Was Sie nicht wissen, ist, dass Brekk überleben wird«, sagte Beth. »Sie konnten Hauge das Leben nehmen, aber nicht Brekk. Und niemand wird je erfahren, was die beiden getan haben, wenn Sie es nicht erzählen. Hauge wird als unschuldiges Opfer eines verrückten Mörders durchgehen. Die Frau, die ihn der Vergewaltigung beschuldigt hat, hat ihre Anzeige zurückgezogen und eingeräumt, dass der Vorwurf konstruiert war. Es wird so aussehen, dass Hauge das Opfer einer erfundenen *MeToo*-Anklage war und völlig grundlos gefoltert und ermordet wurde.«

Ivar Samuelsen versuchte, sein Lächeln beizubehalten, was ihm jedoch aufgrund von Beths Worten immer schwerer fiel.

»Sie jedoch können etwas dagegen tun, indem Sie erzählen, was Brekk und Hauge getan haben.«

Zum ersten Mal öffnete Ivar Samuelsen den Mund. »Brekk wird also überleben?«

»Wie es aussieht, wird er wieder gesund, ja.«

»Dieses Schwein! Wir hätten ihn gleich umbringen sollen.«

Karsten musterte Beth, die ihrerseits Samuelsen anstarrte. Er war jetzt nicht mehr so gelassen, änderte seine Sitzposition und drückte den Rücken durch.

»Brekk hat Kari Biterud umgebracht«, fuhr Beth fort.

»Was?«, entfuhr es Samuelsen.

Beth und Karsten wechselten einen Blick. Samuelsens Reaktion wirkte echt.

»Wir können es beweisen«, sagte Beth. »Aber weshalb hat er es getan? Ich bezweifle, dass er es uns verraten wird, wenn er wieder auf den Beinen ist und vernommen werden kann. Aber vielleicht können Sie es uns sagen?«

»Das glauben Sie also?« Samuelsen schien sein Lächeln wiederzufinden.

»Denken Sie nur an sich selbst?«, fragte Beth gereizt. »Alles dreht sich nur um *Sie*. Dass *Ihr* Leben zerstört wurde. Aber was ist mit Kari Biterud? Was ist mit Astrid? Sie sind die wirklichen Opfer.«

»Und was genau soll ich Ihrer Meinung nach erzählen?«

Er hatte seine Selbstsicherheit wiedererlangt und beugte sich vor. »Genau das ist es. Sie haben nicht die geringste Ahnung. Nur ich allein ...«, er zeigte auf sich selbst, »ich allein weiß, was passiert ist. Was glauben Sie mit all Ihren Hypothesen, Theorien und Vermutungen denn, worum es hier geht?«

Beth stand auf, sah ihn für einen Augenblick an und hielt ihm dann Astrids Zeichenblock vor die Nase, das Bild mit den Männerhänden. »Wir glauben, es geht darum, dass Astrid vergewaltigt wurde«, sagte sie.

Ivar Samuelsen kniff die Lippen zusammen.

Beth blätterte weiter zu der Zeichnung von den zwei Jungen mit den Narben auf den Armen. Behutsam legte sie dann den

Block auf den Tisch und beugte sich zu ihm. »Werden Sie Ihre Rache nicht erst dann bekommen, wenn die ganze Geschichte erzählt ist? Wenn sie ein Teil des Gerichtsverfahrens wird und wenn die Presse darüber schreibt, was Hauge und Brekk Astrid, Andreas und Ihnen angetan haben?«

Ivar Samuelsen sagte nichts. Beth starrte ihn eine Weile an und sagte dann: »Andreas hätte uns alles erzählt. Um Astrids und um seiner Mutter willen.«

Etwas regte sich in Samuelsens Gesicht, eine leichte Bewegung der Nasenflügel. Dann stützte er sich auf die Ellbogen und legte den Kopf in die Hände.

VIII

78

Polizeipräsidium Oslo
Freitag, 8. Juni 2018

Kjølås: Es ist Freitag, der achte Juni, neun Uhr. Anwesend sind Ivar Samuelsen, sein Rechtsanwalt Jørgen Hjelle sowie Oberkommissar Even Runde und Hauptkommissar Karsten Kjølås.

(...)

Kjølås: Wir möchten, dass Sie frei von sich aus erzählen, Samuelsen. Von Anfang an.

Samuelsen: Wo ist Beth? Ich möchte, dass sie hier ist.

Kjølås: In Ordnung. Wir können sie holen.

(...)

Kjølås: Okay, fangen wir an. Es ist jetzt 09:04. Polizeikommissarin Beth Ross hat den Raum betreten. Wo waren wir? Ach ja, fangen Sie an, Samuelsen.

Samuelsen: Der Anfang ... Wann war eigentlich der Anfang? Im Erdkeller vielleicht, wo wir Blutsbrüderschaft geschlossen und geschworen haben, uns eines Tages zu rächen. Wir hatten abgesprochen, uns jedes Jahr einmal im Erdkeller zu treffen, bis wir bereit wären. Jedes Jahr am 13. April um neun Uhr abends. Jeder von uns hatte einen Schlüssel für das Vorhängeschloss. Aber dann ... dann ertrug Andy es nicht länger, auf dem Hof zu bleiben, nachdem Astrid krank geworden war. Nur ich hielt mich noch an die Abmachung, jedes Jahr. Es war natürlich naiv, zu glauben, dass er nach so langer Zeit eines Tages auftauchen würde, aber für mich war es fast eine Art Zwang, jedes Jahr an diesem Tag dort hinzugehen.

(Der Beschuldigte atmet schwer)

Samuelsen: Rache ist nichts, was man einfach beiseitelegt und vergisst. Im Gegenteil, das Bedürfnis, sich zu rächen, wird mit jedem Jahr größer. Kürzlich habe ich ein Interview mit einer Frau gelesen, die ihren Mann umgebracht hat. Er hatte sie und die Kinder jahrelang physisch und psychisch misshandelt. Die Geschichte war nicht anders als die meisten dieser Art, doch was mich berührte, war ihre Antwort auf die Frage, ob sie ihre Tat bereute. Sie sagte: »Ich habe die Kinder gerettet und ich wurde wieder zu einem ganzen Menschen, nachdem ich ihn umgebracht hatte. Wie kann ich es bereuen, wenn das, was ich tat, nötig und richtig war?« Eine kluge und angemessene Antwort, finde ich. In den letzten Jahren habe ich viel über Strafe und Versöhnung gelesen, auch über Vergebung. Und ich habe viel darüber nachgedacht, ob ein Mord grundsätzlich immer moralisch verwerflich ist. Wenn ein Mörder oder Vergewaltiger nicht gefasst wird oder wenn es keine konkreten Beweise gibt und Aussage gegen Aussage steht, ist es dann richtig, dass er weiterleben kann, als ob nichts geschehen wäre? Wohingegen das Opfer oder andere Menschen, die die Wahrheit kennen, sich nie wieder sicher fühlen können? Kann der Mord an einem Vater, einem Verwandten, einem Partner – oder einem Fremden – manchmal nötig sein, um das Leiden zu beenden und den Menschen ein würdiges Leben zu ermöglichen? Für mich ist die Antwort klar. Es geht darum, eine Ausgewogenheit in dem ganzen Rechenstück herzustellen und für Gerechtigkeit zu sorgen. Manche Menschen haben so viel Böses getan, dass sie es nicht verdienen, weiterzuleben.

Runde: Sie müssen gedacht haben, dass Andreas nie wieder auftaucht?

Samuelsen: Nein, das konnte ich nicht glauben, weil Andy ein Mensch war, der stets sein Wort hielt. In all diesen Jahren habe ich sein Gesicht vor mir gesehen, als er sich in den Finger schnitt, seinen Daumen gegen meinen drückte und sagte: »Niemals vergessen, niemals vergeben. Die Rache gehört den Gerechten.« Ich war mir sicher, dass Andy zurückkommen würde. Denn die Jahre vergingen und nichts hatte sich verändert. Ich war kein ganzer Mensch. Ich musste tun, was nötig war.

Kjølås: War der Erdkeller damals eine Art Treffpunkt für alle Jungen im Lensmannsvei, als Sie dort aufwuchsen?

Samuelsen: Nein, nur für Andy und mich.

Kjølås: Und Rikard Jansrud?

Samuelsen: Er wollte mit uns zusammen sein und hat Andy leidgetan. Also hat er ihn öfter mitgebracht, wenn wir was unternommen haben. Mir ist er auf die Nerven gegangen, und er durfte auch nichts von dem Erdkeller wissen. Er war … Wie soll ich sagen? Anders als wir.

Runde: Andy und Sie haben sich also nach all den Jahren in dem Erdkeller wiedergetroffen? Was hat ihn Ihrer Meinung nach dazu veranlasst, nach Hause zu kommen?

Samuelsen: Am meisten wohl, dass Brekk Justizminister geworden war. Das hat ihn provoziert. »Gerechtigkeitsminister« hat er ihn genannt. Aber ich glaube auch, es lag daran, dass er nicht mehr bestraft werden konnte, er wäre ohnehin bald gestorben, und er musste die Rechnung begleichen, ehe es zu spät war.

Kjølås: Sie haben also gewusst, dass er nicht mehr lange zu leben hatte?

Samuelsen: Nicht sofort. Er hat es nicht direkt ausgesprochen, aber nach einer Weile habe ich es verstanden. Er sagte, er sei krank und habe nur noch wenig Zeit.

Runde: Was hatte Andreas denn eigentlich geplant?

Samuelsen: Ein Mysterium, wie er sagte. Das war ganz typisch für Andy. Schon als Kind und später als Teenager war er sehr raffiniert und durchdacht. Das meiste passierte so, wie er es vorhergesehen hatte. Abgesehen davon, dass ich es etwas anders gemacht habe. Ich musste improvisieren.

Runde: Zuerst haben Sie beide also Brekk misshandelt?

Samuelsen: Ja. Aber das war ... Was soll ich sagen ... Ich kam mir etwas betrogen vor, als ich begriff, dass Andy ihn dann erst einmal gehen lassen wollte. Er wollte, dass Brekk eine Zeit lang in ständiger Angst lebte. Aber letztlich sollte er sterben. Wenn es nach mir gegangen wäre, hätte er da in der Scheune liegen bleiben können, bis sein Herz zu schlagen aufhörte. Egal, es war trotz allem die Rachevorstellung eines sterbenden Freundes, sein letzter Wille sozusagen, da habe ich nicht protestiert.

Kjølås: Haben Sie und Andreas an jenem Abend Abschied voneinander genommen?

Samuelsen: Nein, nicht direkt, aber ich ahnte, dass ich ihn zum letzten Mal lebend vor mir sah, denn er gab mir sein Mobiltelefon. »Da, wo ich hingehe, brauche ich kein Handy«, sagte er. Es störte mich, dass er solche Scherze machte, das war überhaupt nicht lustig. Aber es war natürlich eine gute Idee, das Handy eines Toten zu verwenden. Die Fortsetzung war dann meine Angelegenheit, wenngleich Andy genau aufgeschrieben hatte, was weiter passieren sollte.

Kjølås: Was denn?

Samuelsen: Wie ich Brekk und Hauge in regelmäßigen Abständen quälen würde. Ich sollte Drohbriefe in ihren Briefkasten werfen, sollte »Vergewaltiger« auf ihre Autos und Häuser schreiben und Sterne malen, solche Sachen, ihnen einfach eine Heidenangst einjagen. Sie sollten permanent über ihre Schulter blicken müssen, sagte Andy. Aber in dem Moment, als ich begriff, dass alles nur noch meine Sache war, habe ich mich für etwas anderes entschieden. Klar, sie sollten beide Angst bekommen. Aber sie sollten nicht mehr lange leben. Ich hatte genug gewartet.

Kjølås: Aber das Risiko, erwischt zu werden, haben Sie daran gedacht?

Samuelsen: Genau wie Andy habe ich nichts zu verlieren. Ich bin genauso erschöpft und müde, wie Andy es war, als hätte auch ich eine tödliche Krankheit. Nichts spielt mehr eine Rolle. Es gibt nur noch mich und die Pferde. Ja, und meine Mutter. Das ist doch kein Leben. Alles wurde vor langer Zeit zerstört ... durch das, was sie mit Astrid gemacht und was sie mir angetan haben.

Kjølås: Okay. Von welchem Tag reden wir? Wann ist es passiert?

Samuelsen: Am 13. April 1994.

(Der Beschuldigte schnäuzt sich)

Kjølås: Nehmen Sie sich die Zeit, die Sie brauchen.

Samuelsen: Andreas und ich haben öfter im Supermarkt Bier geklaut und die Flaschen in der Scheune versteckt. An diesem Abend waren wir in Asker und sahen Astrid zu, die mit ihrer Band auftrat. Sie war eine phantastische Sängerin, wussten Sie das? Nun, als wir nach Hause wollten, wollte sie noch bleiben. Ich weiß noch ... wie sie strahlte, und hinterher wollten alle in ihrer Nähe sein. Normalerweise war sie schüchtern, aber ich sah, dass es ihr gefiel, wie die Jungs sie umschwärmten. Es war, als wäre sie eine ganz andere als **meine** Astrid.

Kjølås: Waren Sie in sie verliebt?

Samuelsen: Verliebt? Ich habe sie geliebt, solange ich mich zurückerinnern kann. Und ich merkte, dass sie auch Gefühle für mich entwickelte. Nur ein paar Tage zuvor hatten wir uns geküsst. Zum allerersten Mal. Wir waren draußen und sind ausgeritten. Ich wollte sie nie wieder loslassen, sie gehörte mir. Ich war im Himmel.

Kjølås: Sie und Rikard Jansrud haben sich zerstritten. Hatte das etwas mit Astrid zu tun?

Samuelsen: Er war in gewisser Weise mit Astrid und Andreas verwandt, denn Rikards Stiefvater war deren Onkel. Ich hatte herausgefunden, dass er mich bei Astrid schlechtmachte, sie sogar vor mir warnte. Er wusste, dass ich Gefühle für sie hatte. Vielleicht war er auch in sie verliebt? Ich weiß es nicht.

Kjølås: Okay. Zurück zu jenem Abend 1994. Was ist dann weiter passiert?

Samuelsen: Ich wurde sauer, weil Astrid noch in Asker bleiben wollte. Ich habe ihr bloß den Rücken zugekehrt und bin weggegangen. Andy kam mir nach, und dann sind wir gemeinsam nach Hause. Er schlug vor, dass wir in die Scheune gehen und ein Bier trinken sollten, während wir auf Astrid warteten. Er hat immer auf sie aufgepasst. Nach einer Weile, es kann eine Stunde gewesen sein, hörten wir Stimmen, und die Tür ging auf. Wir haben uns im Heu versteckt. Es waren Roar Brekk und Svein Hauge – und Astrid. Brekk hielt sie umklammert, presste ihr die Hand auf den Mund und zog sie an den Haaren in die Scheune. Hauge hatte eine Flasche Schnaps dabei.

Kjølås: Was ist passiert?

Samuelsen: Brekk war wütend auf Astrid. Er sagte, er sei es nicht gewohnt, abgewiesen zu werden. »Du stehst da auf der Bühne, ziehst 'ne Show ab und geilst uns Jungen auf«, sagte er. »Und danach spielst du die Unberührbare. Aber niemand sagt Nein zu mir.«

Kjølås: Und Hauge, was tat er?

Samuelsen: Er hat gelacht und Brekk angefeuert. »Nimm sie

dir doch einfach, du kannst sie dir doch einfach nehmen«, sagte er. Brekk hat ein paarmal aus der Schnapsflasche getrunken, während Hauge ihn weiter angefeuert hat.

Kjølås: Und Astrid? Wie hat sie reagiert?

Samuelsen: Sie hat sie angefleht, damit aufzuhören. Aber das schien die beiden nur weiter aufzugeilen. Ich weiß noch, dass Brekk sagte, sie solle etwas trinken, und als sie nicht wollte, ist er ausgerastet. »Trink«, schrie er und hat sie zu Boden gestoßen. Er hat ihr die Nase zugehalten, so dass sie den Mund öffnen musste, um atmen zu können, und dann hat er den Schnaps in sie reingekippt. Ich dachte, sie würde ersticken. Hauge hat bloß gelacht. Ich wollte Astrid zu Hilfe kommen, aber Andy hielt mich zurück. Die beiden waren drei Jahre älter als wir, zu jener Zeit waren Andy und ich nur zwei dünne Heringe. Und wir hatten natürlich Angst. Aber dann ... als Brekk anfing, Astrid die Kleider vom Leib zu reißen, bin ich aufgesprungen, hab mich auf ihn gestürzt und ihn von ihr weggerissen. Aber er hat mich geschlagen, und ich bin völlig benebelt auf dem Boden liegen geblieben. Auf der Arbeitsbank lagen verschiedene Werkzeuge, und Hauge hat sich einfach ein Messer genommen, hat auf mich gezeigt und gefragt, ob ich allein sei. Ich sagte Ja, aber er ging dann auf die andere Seite und hat willkürlich mit dem Messer ins Heu hineingestochen. Ich hörte Andy schreien. Hauge packte ihn, er blutete am Arm. Brekk hielt weiter Astrid umklammert. Sie weinte, wurde dann aber still, als sie sah, dass Hauge das Messer an Andys Kehle presste. Ich ...

(Samuelsens Worte sind unverständlich)

Kjølås: Ich verstehe, dass es schwierig ist, darüber zu reden.

Samuelsen: Ich ... Was sollte ich tun? Die waren völlig durchgedreht. Hauge feuerte Brekk weiter an. »Zieh sie aus, nimm sie, verflucht nochmal!«, rief er. Ich schrie, dass sie aufhören sollten, aber da … da stopfte Hauge Andy einen Lappen in den Mund, schnitt ihm in den Arm und ritzte einen Stern hinein.

Kjølås: Was ist dann geschehen?

Samuelsen: Hauge hielt Andy das Messer an die Kehle, während Brekk … Er schob Astrid den Rock hoch, zog sie aus und dann … hat er sie vor unseren Augen vergewaltigt. An diesem Abend wurde alles zerstört. Astrid wurde kaputt gemacht, ich ebenfalls, und Andy war völlig am Ende. Er konnte seine Schwester nicht beschützen – und ich nicht das Mädchen, das ich liebte.

Runde: Aber Astrid hätte doch später Hilfe bekommen können? Sie hätte die Vergewaltigung anzeigen und das Kind abtreiben lassen können.

Samuelsen: Andy hat versucht, mit ihr über den Abend zu reden. Aber ohne Erfolg. Sie hat sich völlig in sich selbst zurückgezogen und niemandem erzählt, dass sie schwanger war, nicht mal ihrer Mutter. Niemand wusste etwas, bevor ein halbes Jahr vergangen war und alle es sehen konnten. Und zwischen Astrid und mir … da war alles zerstört.

Kjølås: Es war also nur Brekk, der Astrid vergewaltigt hat, nicht Hauge?

Samuelsen: Er hat mehr als genug getan. Er hätte Brekk aufhalten können. Doch stattdessen hat er ihm geholfen. Er war mitschuldig.

Kjølås: Und dann, nach der Vergewaltigung, was passierte da?

Samuelsen: Astrid hat nur geweint. Brekk versuchte, Hauge zu überreden, sie auch zu vergewaltigen, aber das wollte er nicht. Und dann haben sie angefangen, darüber zu diskutieren, was sie mit uns anstellen sollten. Brekk hat sich eine Zigarette angezündet. »Ich werde sie mit der Zigarette bearbeiten, dann kapieren sie, dass sie das Maul halten sollen«, sagte er. Hauge hat Astrid das Messer an die Kehle gedrückt, und dann ... na, das können Sie ja selbst sehen, hier auf meinem Arm. Erst haben sie mich verbrannt, dann Andy. Und danach hat Hauge das Messer genommen und mir den gleichen Stern eingeritzt, wie Andy ihn schon hatte. Es war pure Folter. Hauge sagte: »Jedes Mal, wenn ihr die Narben seht, sollt ihr euch daran erinnern, dass wir zurückkommen und euch töten, wenn ihr irgendwem etwas erzählt.«

Runde: Sie hätten sie später doch trotzdem anzeigen können?

Samuelsen: Astrid hat uns angefleht, dass wir niemals erzählen dürften, was passiert war. Nicht ihrer Mutter, nicht der Polizei. Einige Tage später dann, im Erdkeller, sind Andy und ich Blutsbrüder geworden und haben Rache geschworen. Eines Tages, wenn wir erwachsen wären, würden wir die Rechnung präsentieren.

Ross: Bereuen Sie, was sie getan haben?

Samuelsen: Bereuen? Nein, ich habe das getan, was nötig und richtig war. Für mich, für Andy und für Astrid. Und nun auch für Kari. Denn ohne mich hätten Sie den Mord an Kari nie aufgeklärt. Ich freue mich auf den Prozess. Und Sie haben recht: Dass alle nun erfahren werden, was Brekk und Hauge getan haben, das ist meine endgültige Rache.«

79

Was als zwei Dokumentationen angefangen hatte, war zu einer zusammengewachsen. Am 10. Oktober 2018 wurde der Dokumentarfilm »Hof des Todes« beim NRK ausgestrahlt.

Gerade als Kajsa und Karsten sich hinsetzten, um den Film zusammen anzuschauen, kamen Thea und Anders herein und gesellten sich zu ihnen. Thea schmiegte sich an ihre Mutter. »Ich habe heute in der Schule von deinem Film erzählt. Wir haben darüber gesprochen, dass man sich nicht damit abfinden darf, herumkommandiert zu werden.«

»Stimmt«, sagte Kajsa. »Man darf sich niemals damit abfinden, schikaniert zu werden. Nicht als Kind und nicht als Erwachsener.«

Die Dokumentation begann mit dem Ausschnitt aus einer Nachrichtensendung. Karsten äußerste sich auf einer Pressekonferenz: »Der ehemalige Justizminister Roar Brekk wird wegen Mordes an Kati Biterud im Jahr 2000 in Asker angeklagt.« Dann folgten weitere Ausschnitte sowie Bilder von dem abgesperrten Biterud-Hof, begleitet von der Stimme des Nachrichtensprechers von Dagsrevyen: »Nachrichtenredakteur Svein Hauge von Kanal 4 wurde tot aufgefunden.« Die Suchmannschaften im Umkreis des Hofes durchkämmten das Gelände: »Die Polizei hat heute die Suche nach einer vermissten Polizeibeamtin in die Wege geleitet.« Ivar Samuelsen wurde in einen Streifenwagen gesetzt: »Der 39-jährige Ivar Samuelsen aus Asker wird des Mordes am Nachrichtenredakteur Svein Hauge sowie des Mordversuchs am ehemaligen Justizminister Roar Brekk und des Mordversuchs an einer Polizeibeamtin beschuldigt.« Ein Journalist, der auf einer Pressekonferenz die Hand in die Höhe reckte: »Was war Brekks Motiv für den Mord an Kari Biterud?« Die ganze Zeit wurden die Bilder von leiser, vibrierender Orchestermusik untermalt.

»Cooler Anfang«, meinte Anders, als Kajsa plötzlich auf dem Bildschirm auftauchte.

Sie stand vor dem Parlamentsgebäude zwischen den beiden Löwenfiguren und sprach in die Kamera: »Zu allen Zeiten waren und sind Frauen Übergriffen und sexuellen Schikanen ausgesetzt. Es geschieht am Arbeitsplatz, zu Hause, auf Partys, in der Stadt und auf dem Dorf. Astrid Biterud und Nora Berglund sind zwei Frauen, deren Leben durch sexuelle Übergriffe zerstört wurde. Nora Berglund ist ehemalige Parlamentsabgeordnete und erzählt heute zum ersten Mal, was passierte, als sie mit dem Gesundheits- und Pflegekomitee des Parlaments vor acht Jahren eine Reise nach New York unternahm. Astrid Biterud wird vermutlich niemals imstande sein, ihre Geschichte zu erzählen. Ebenso wenig ihre Mutter, Kari Biterud, die getötet wurde, weil sie wusste, was mit ihrer Tochter geschehen war. Hier ist die Geschichte dieser Frauen.«

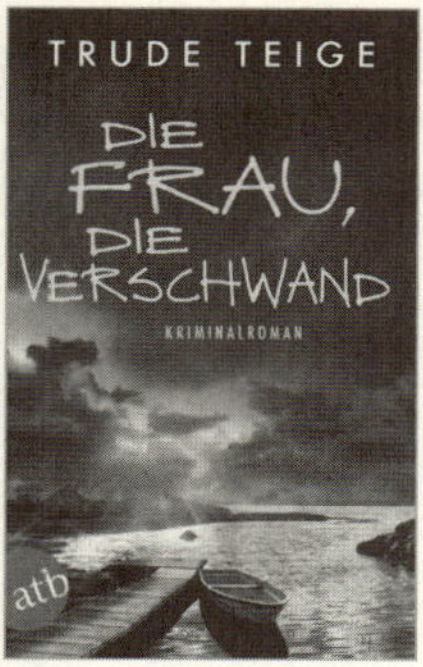

Trude Teige
Die Frau, die verschwand
Kriminalroman
Aus dem Norwegischen von Gabriele Haefs
und Andreas Brunstermann
384 Seiten. Broschur
ISBN 978-3-7466-3466-1
Auch als E-Book lieferbar

Mörderische Geheimnisse

Die Journalistin Kajsa hat sich auf eine Insel bei Oslo zurückgezogen, als ein Mann sie aufsucht, um sie auf das Schicksal einer verschwundenen Frau hinzuweisen. Wenig später wird dieser Mann tot aus dem Meer gefischt. Offenbar hat ihn jemand betäubt und ins Wasser geworfen. Kajsas Interesse erwacht. Der Fall, dem sie nachgehen soll, liegt Jahre zurück. Damals ist Julia, eine junge Frau, verschwunden – und nun ist ihre Mutter, eine Psychiaterin, auf die Insel zurückgekehrt.

Ein Bestseller aus Norwegen – ein packender Roman um verschollene Bilder, eine mysteriöse Klinik und eine junge Frau, die ein Geheimnis hütet.

Regelmäßige Informationen erhalten Sie über unseren Newsletter.
Jetzt anmelden unter: www.aufbau-verlag.de/newsletter

atb aufbau taschenbuch